国外食品药品法律法规编译丛书

FDA
监管程序手册

主　编　樊一桥　濮恒学

中国医药科技出版社

图书在版编目（CIP）数据

FDA监管程序手册 / 樊一桥,濮恒学主编. — 北京：中国医药科技出版社, 2017.12

（国外食品药品法律法规编译丛书）

ISBN 978-7-5067-9235-6

Ⅰ. ①F… Ⅱ. ①樊… ②濮… Ⅲ. ①药品管理 – 质量管理 – 美国 – 手册 Ⅳ. ①R954–62

中国版本图书馆CIP数据核字(2017)第080627号

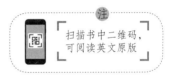

注
扫描书中二维码，
可阅读英文原版

美术编辑　陈君杞
版式设计　大隐设计

出版　中国医药科技出版社
地址　北京市海淀区文慧园北路甲 22 号
邮编　100082
电话　发行：010-62227427　邮购：010-62236938
网址　www.cmstp.com
规格　710×1000mm $^1/_{16}$
印张　24 $^1/_2$
字数　286 千字
版次　2018 年 1 月第 1 版
印次　2018 年 1 月第 1 次印刷
印刷　三河市国英印务有限公司
经销　全国各地新华书店
书号　ISBN 978-7-5067-9235-6
定价　59.00 元

本书编委会

主　编　樊一桥　濮恒学

副主编　韩果红　刘　玮

编　委（按姓氏笔画排序）

刘　玮（中国药科大学）

韩果红（中国药科大学）

虞菊萍（中国药科大学）

樊一桥（中国药科大学）

濮恒学（中国药科大学）

序

　　食品药品安全问题，既是重大的政治问题，也是重大的民生问题；既是重大的经济问题，也是重大的社会问题。十八大以来，我国坚持以人民为中心的发展思想和"创新、协调、绿色、开放、共享"的五大发展理念，全力推进食品药品监管制度的改革与创新，其力度之大、范围之广、影响之深，前所未有。

　　党的十九大再次强调，全面依法治国是国家治理的一场深刻革命，是中国特色社会主义的本质要求和重要保障。法律是治国之重器，良法是善治之前提。全面加强食品药品安全监管工作，必须坚持立法先行，按照科学立法、民主立法的要求，加快构建理念现代、价值和谐、制度完备、机制健全的现代食品药品安全监管制度。当前，《药品管理法》的修订正在有序有力推进。完善我国食品药品安全管理制度，必须坚持问题导向、坚持改革创新、坚持立足国情、坚持国际视野，以更大的勇气和智慧，充分借鉴国际食品药品安全监管法制建设的有益经验。

　　坚持食品药品安全治理理念创新。理念是人们经过长期的理论思考和实践探索所形成的揭示事物运动规律、启示事物发展方向的哲学基础、根本原则、核心价值等的抽象概括。理念所回答的是"为何治理、为谁治理、怎样治理、靠谁治理"等基本命题，具有基础性、根本性、全局性、方向性。理念决定着事物的发展方向、发展道路、发展动力和发展局面。从国际上看，食品药品安全治理理念主要包括人本治理、风险治理、全程治理、社会治理、责任治理、效能治理、能动治理、专业治理、分类治理、平衡治理、持续治理、递进治理、灵活治理、国际治理、依法治理等基本要素。这些要素的独立与包容在一定程度上反映出不同国家、不同时代、不同阶段食品药品安全治理的普遍规律和特殊需求。完善我国食品药品安全管理法制制度，要坚持科学治理理念，体现时代性、把握规律性、富于创造性。

坚持食品药品安全治理体系创新。为保障和促进公众健康，国际社会普遍建立了科学、统一、权威、高效的食品药品安全监管体制。体制决定体系，体系支撑体制。新世纪以来，为全面提升药品安全治理能力，国际社会更加重视食品药品标准、审评、检验、检查、监测、评价等体系建设，着力强化其科学化、标准化、规范化建设。药品安全治理体系的协同推进和持续改进，强化了食品药品安全风险的全面防控和质量的全面提升。

坚持食品药品安全治理法制创新。新时代，法律不仅具有规范和保障的功能，而且还具有引领和助推的作用。随着全球化、信息化和社会化的发展，新原料、新技术、新工艺、新设备等不断涌现，食品药品开发模式、产业形态、产业链条、生命周期、运营方式等发生许多重大变化，与此相适应，一些新的食品药品安全治理制度应运而生，强化了食品药品安全风险全生命周期控制，提升了食品药品安全治理的能力和水平。

坚持食品药品安全治理机制创新。机制是推动事物有效运行的平台载体或者内在动力。通过激励与约束、褒奖和惩戒、动力和压力、自律和他律的利益杠杆，机制使"纸面上的法律"转化为"行动中的法律"，调动起了各利益相关者的积极性、主动性和创造性。机制的设计往往都有着特定的目标导引，在社会转型期具有较大的运行空间。各利益相关者的条件和期待不同，所依赖的具体机制也有所不同。当前，国际社会普遍建立的食品药品分类治理机制、全程追溯机制、绩效评价机制、信用奖惩机制、社会共治机制、责任追究机制等，推动了食品药品安全治理不断向纵深发展。

坚持食品药品安全治理方式创新。治理方式事关治理的质量、效率、形象、能力和水平。全球化、信息化、社会化已从根本上改变经济和安全格局，传统的国际食品药品安全治理方式正在进行重大调整。互联网、大数据、云计算等正在以前所未有的方式改变着传统的生产、生活方式，而更多的改变正在蓄势待发。信息之于现代治理，犹如货币之于经济，犹如血液之于生命。新时期，以互联网、大数据、云计算等代表的信息化手段正在强力推动食品药品安全治理从传统治理向现代治理方式快速转轨，并迸发出无限的生机与活力。

坚持食品药品安全治理战略创新。战略是有关食品药品安全治理的全局性、长期性、前瞻性和方向性的目标和策略。国家治理战略是以国家的力量组织和落实食品药品安全治理的目标、方针、重点、力量、步骤和措施。食品药品安全治理战略主要包括产业提升战略、科技创新战略、行业自律战略、社会共治战略、标准提高战略、方式创新战略、能力提升战略、国际合作战略等。食品药品管理法律制度应当通过一系列制度安排，强化这些治理战略的落地实施。

坚持食品药品安全治理文化创新。文化是治理的"灵魂"。文化具有传承性、渗透性、持久性等。从全球看，治理文化创新属于治理创新体系中是最为艰难、最具创造、最富智慧的创新。

食品药品安全治理文化创新体系庞大，其核心内容为治理使命、治理愿景、治理价值、治理战略等。使命是组织的核心价值、根本宗旨和行动指针，是组织生命意义的根本定位。使命应当具有独特性、专业性和价值性。今天，国际社会普遍将食品药品安全治理的是使命定位于保障和促进公众健康。从保障公众健康到保障和促进公众健康，这是一个重大的历史进步，进一步彰显着食品药品监管部门的积极、开放、负责、自信精神和情怀。

中国的问题，需要世界的眼光。在我国药品安全监管改革创新的重要历史时期，法制司会同中国健康传媒集团组织来自监管机构、高等院校、企业界的专家、学者、研究人员陆续翻译出版主要国家和地区的食品药品法律法规，该丛书具有系统性、专业性和实用性、及时性的特点，在丛书中，读者可从法条看到国际食品药品治理理念、体系、机制、方式、战略、文化等层面的国际经验，期望能为我国食品药品监管改革和立法提供有益的参考和借鉴。

焦 红

2017 年 12 月

内容简介

　　本书为《国外食品药品法律法规编译丛书》之一，是以FDA执行的《管理程序指南》（Regulatory procedures manual,RPM）为蓝本进行编译的，本次编译在充分尊重原文的基础上，结合中文阅读的习惯对内容分章节进行了重新编排，并根据内容的侧重分成两册出版。本册为《FDA监管程序手册》，全书共分为4章，主要内容涉及食品药品监管方面重要的召回程序、应急程序、进口业务操作程序及其他程序等实务规范，包括目的、政策、FDA的职责、程序上的依据、操作规程、发布及监管等。

　　FDA在食品、药品及化妆品监管方面建立了一套完整、规范的行政执法规制程序体系，每个程序都具有十分详实的内容，堪称是世界上最为完善和最为严格的管理制度，具有极高的国际声望，也广为各国借鉴。我们通过对其进行编译，旨在汲取美国FDA在食品、药品监管方面的先进工作程序与流程规范，为不断完善中的我国食品药品监管机制提供帮助。

　　本书涉及到食品、药品、化妆品、医疗器械、放射性电子产品、生物制品、用于移植的人体组织、烟草制品等领域，可作为相关职能部门工作人员的参考书、医药高等院校教学和科研人员的辅助用书，也可为我国制定食品、药品相关监管政策提供参考。

编译说明

FDA 是美国专门从事食品、药品及化妆品管理的最高执法机构，以其专业化的执法方式和公认的监管效果在食品、药品及化妆品安全方面、保护和促进公众健康方面做出了巨大的贡献，树立起了集健康保健专家和强有力的执法者于一身的公众形象，在美国及全球都具有极其重大的影响力，成为最负盛名的食品药品监督管理权威机构。

在食品、药品及化妆品监管方面 FDA 建立了一套完整、规范的行政执法规制程序体系，每个程序都具有十分详实的内容，大到法律授权、职责要求，小到文书撰写与递交、会议组织安排等都有详尽的要求和描述，堪称是世界上最为完善和最为严格的管理制度，具有极高的国际声望，也广为各国借鉴。

其执行的《监管程序手册》（Regulatory procedures manual，RPM）是 FDA 在处理境内和进口监管和执法事项的规制程序，目前在国内尚无完整的中文版本，我们通过对其进行编译，旨在汲取美国 FDA 在食品、药品监管方面的先进工作程序与流程规范，为不断完善中的我国食品药品监管体制提供帮助。

本次编译在充分尊重原文的基础上，结合中文阅读的习惯对内容分章节进行了重新编排，并根据内容的侧重分成两册出版。第一册为《FDA 行政管理指南》，主要包括 FDA 监管机构及其职能和权限，以及行政监管行为的实施规范，共 6 章，第一章概述了 FDA 内部涉及合规性相关职能的组织机构，并分别陈述各机构的职能,其中监管事务办公室(ORA)是 FDA 行政监管的核心,负责行政监管政策制定以及综合协调和管理行政监管行为,6 个专业行政中心即生物制品评价和研究中心(CBER)、药物评价与研究中心(CDER)、医疗器械与放射健康中心(CDRH)、食品安全与应用营养中心(CFSAN)、兽药中心(CVM)及烟草制品中心(CTP)则负责具体执行行政监管任务。第二章主要介绍 FDA 的执法依据及权限,第三章描述 FDA 委任官员的政策、程序,第四章至第六章分别介绍了 FDA 的几种行政执法行为,例如警告信、传讯、行政扣押、留置扣押、召回、销毁和停止使用特殊产品(指与人类细胞、组织或以细胞、组织为主要成分生产的产品)、取消或暂扣许可证照、没收、禁令、诉讼、民事罚款等行为的程序性规定,包括法律依据、目的、程序、期限、执法人员的职责、文件格式等。第二册为《FDA 监管程序手册》,共 4 章,分别介绍在食品药品监管方面重要的召回程序、应急程序、进口业务操作程序及其他程序等实务规范,包括目的、政策、FDA 的职责、程序上的依据、操作规程、发布及监管等。原文中的附录、附件、展示等内容有选择性地进行了编译。

本套书涉及到食品、药品、化妆品、医疗器械、放射性电子产品、生物制品、用于移植的人体组织、烟草制品等领域,面广量大,由于编译人员能力所限,文中疏漏和不足之处在所难免,敬请业内专家批评指正!

目录

FDA

第一章
召回程序

第一节 ｜ 目的

本章为机构各部门启动、审查、分类、发布、审计和终止召回行动提供政策、定义、职责和程序上的依据。主要依据 21CFR 的第 7 部分的 C 子部分——召回（包括产品修正）——政策、程序和行业职责指南（也可参见调查操作手册，第八章，召回行动）。本章还讨论了各种 FDA 授权的召回以及每个授权的引用，包括医疗器械、放射性电子产品、生物制品、用于移植的人体组织、婴幼儿奶粉、烟草制品的召回，以及食品的强制性召回。

通常 FDA 不进行分类或审计州际牛奶运输（IMS）产品的召回，因为各州已经或正在对这种行为进行快速和适当的处理。召回企业所在地的 FDA 辖区办公室必须确保：涉及 IMS 产品召回的各州都必须确保从商业流通中移除产品，并且在合适的时候发布警告以保护公众的健康。如果 FDA 确定各州不能有效地进行必要的召回行动，则将对召回进行分类、发布和审计，包括必要时发布公众警告。

第二节 | 背景

对于去除或纠正市场销售的消费产品、产品的标签和 / 或违反 FDA 管理法规的宣传资料，召回是一种合适的替代方法。召回和正式的行政或民事行动一样对消费者提供同等的保护并且通常更加有效和及时，尤其是当产品已经广泛分销的时候。

生产商和 / 或分销商应该在任何时候发起召回以履行他们保护公众健康的职责，使公众远离那些带来伤害危险的或明显欺诈的或有别的缺陷的产品。企业也可以在 FDA 或州机构发布问题的通报后启动召回，以响应 FDA 的正式要求或 FDA 的命令。

所有的机构部门均需遵循本章的要求。虽然本章主要执行 21CFR 的第 7 部分的 C 子部分，但依据《联邦食品、药品及化妆品法》的 518（e）部分即涉及放射性医疗设备和电子产品、婴幼儿奶粉召回、烟草制品、人体组织召回以及食品的强制性召回纠正行动计划（召回），在强制执行召回的起始阶段可能会出现偏离 21CFR 的第 7 部分的 C 子部分规定的政策、定义、职责和程序的现象。这些在政策、定义、职责和程序上的偏离都将在本章内指出。

21 CFR 7.40–7.59 部分是描述企业在实施召回过程中的职责指南。在 FDA 网站上有一个题目为"产品召回，包括去除和纠正 – 行业指南"的补充文件。该文件是为 FDA 监管的企业设计的，并且为实施召回和 FDA 进行分类、监测和评价召回的有效性时所需要的信息提供指导。

第三节 | **FDA 的职责和程序概述**

FDA 的召回程序适当关注了各级机构的召回，并且提供充分的资源来及时地处理、分类和宣传召回。FDA 的职责总结如下。本章是根据下面的提纲进行编写的。

1. 启动召回。包括自愿的、FDA 要求的和 FDA 强制的。

2. 确定召回行动、战略、分类。FDA 通过确定召回行动符合 21 CFR 7.3（g）中关于召回的定义来使召回行动正式化，或通过确定召回行动符合不同的监管或法定机构关于召回的适用定义来使召回行动正式化。FDA 审查包括企业提出的召回策略等信息、评估被召回的产品呈现的健康危害以及根据 21 CFR 7.41 对召回进行分类。

3. 通知和公开警告。FDA 通知企业有关其召回策略中必要的改变，包括新闻发布的必要性和召回分类。机构可以自己发布新闻稿来宣布企业召回。根据法案 423 部分进行的食品召回（根据 FDA 食品安全现代化法案（FSMA）206 部分的修订），FDA 确保关于召回以及警告和公告的新闻稿的公开发布，必要的时候可依据法案423（g）部分。FDA 在其互联网址 www.fda.gov 中公布关于召回的信息。FDA 为其他的联邦和州政府机构以及外国政府提供某些召回信息。

4. 监测和审计召回。FDA 制定并实施召回审计程序以确保召回行动的有效实施。

5. 召回终止。FDA 决定召回应该何时终止，并且一旦决定，向召回企业提供书面的终止通知。

最后，当企业未能召回违法产品或召回行动失败时，FDA 可以采取合适的监管行动或其他的措施。在下列情形下，采取的监管行动应与行政区合规分部、相关的中心召回和合规人员、OEIO/DE进行协商并协作，必要时还包括首席法律顾问办公室。

1. 企业拒绝 FDA 要求的或命令的召回或子召回；

2. 公司未能及时地完成召回；

3. 机构有理由相信公司的召回策略是无效的。

一、执法和进口业务办公室 / 执法部的 职责（HFC–210）

OEIO/DE 是机构处理信息、建议和引导现场召回行动的联系总部和中心，并且参与每一次召回的全过程。如果需要，OEIO/DE 可以通过现场指导相关的后续行动。OEIO/DE 和行政区协调员、中心召回部门（CRU）一起评估公司的召回业绩。召回管理人员支持行政区和企业进行及时的召回行动。就 FDA 要求的召回以及监管事务副专员（ACRA）没有授予中心主管分类权的所有的 I 类召回而言，OEIO/DE 是行政区、中心召回部门（CRUs）和 ACRA 之间的联络处。关于达成共识的行动备忘录召回管理人员进行审查并且给 ACRA 提出建议。除非要求增加或补充审查健康危害评估或召回分类或状态，OEIO/DE 将在 1 个工作日内把建议发送给 ACRA。OEIO/DE 定期审查所有机构的召回行动以确保现行的政策和程序应用到召回行动中，并且建议适当的调整。OEIO/DE 通知 OEIO/DCS/ESB（合规系统部 / 执法系统分部）可能影响国家机构的召回行动，接着，在合适的时候 OEIO/DCS/ESB 通知相关的政府部门有关召回信息。OEIO/DE 评价召回行动的整体效果。OEIO/DE 就召回的趋向、一般原因、控制上的薄弱环节等与需要这些信息的部门进行交流。

二、职责和程序——监管事务办公室 / 政策和风险管理办公室（HFC–230）

政策和风险管理办公室（OPRM）制定、协调和审查那些与召回有关的合规政策和监管程序。如果 OEIO/DE 要求，尤其是当已经确定政策发布的时候，OPRM 将会审查召回行动备忘录，并提供一份书面的答复给 OEIO/DE。

三、职责和程序——执法和进口业务办公室 / 合规系统部 / 执法系统分部（HFC–240）

当确认收货人包括政府机构时，执法和进口业务办公室 / 合规系统部 / 执法系统分部（OEIO/DCS/ESB）受理来自于 DE 的召回信息。

合适的时候 DCS/ESB 把信息转发给相关的政府机构。这种信息共享支持政府范围的质量保证计划（GWQAP）。DCS/ESB 通过 ORA 的报告系统准备每周的执法报告，在必要的时候和中心召回联系人一起修正报告并将其发布在 FDA 的网站上。

第四节 | 召回企业系统

召回企业系统（RES）是一种 FDA 召回员工使用的电子数据系统，用于召回的提交、更新、分类和终止。各行政区将不会通过 RES 系统获取和跟踪市场退出和安全警报。RES 中设计的"市场退出"和"安全警报"的分类类型是为了许可中心使用 RES 中存在的这些选项为现场提出建议，这被看作是行政区的召回。先于 RES 的由行政区决定的"市场退出"或"安全警报"的企业行动不应该进入 RES。

基本的召回指南和程序与在 RES 启动之前使用的本质上没有变化。RES 用户指南包括使用 RES 需要的详细的信息。提供指南的电子副本给现场和中心的召回协调员。RES 应用软件目前已经可以为每台电脑提供一些帮助信息。还将开发其他的详细的指南并且添加到 RES 应用软件中。

RES 通过以下几方面提高处理召回信息的效率。

1. 允许现场协调员通过一个在线的、内部网络系统输入召回信息。

2. 将一个召回事件中的五个独立的文件合并成一个系统，允许用户通过输入可获得的信息建立完整的召回记录，从而减少了准备的时间并提供整个机构的一致性。

3. 减少现场办公室、OEIO、中心、公共事务办公室间的重复工作。

4. 增加现场、总部和相关的中心办公室之间的召回信息的交流。

5. 提供一个核心的、可检索的数据库，以便更有效地追踪信息并且生成和宣传召回活动的报告。

6. 应用统一的健康危害评估（HHE）表或等同于 HHE 表的表格，以促进在评价潜在的健康危害和 / 或机构范围内的风险的一致性，同时支持广泛使用先前的电子健康危害评估文件以加快召回的分类。

RES 中的信息是从多种来源收集的，包括现场、企业、ORA 以及 CRU。ORA 是 RES 数据库的拥有者。

OEIO/DE 在其网站上保存与这些行动有关的其他文件 : http:// www.fda.gov/Safety/Recalls/IndustryGuidance/default.htm

第五节 | **启动召回**

生产商或批发商可以在任何时候主动地启动召回。FDA 也可以与生产商或批发商就选择主动召回进行非正式的商谈。依据 21 CFR 7.45 的规定，FDA 也可以要求召回。在一定的权利范围内，FDA 也可以强制召回。

一、企业启动召回

总的来说，如果召回是依据 21 CFR 7.46 由企业发起的，那么根据 21 CFR 7.46（a）的规定机构将获得召回企业提供的资料并对其进行审查。包括对企业召回策略、召回通讯和新闻稿（如果必要）的审查和提出修改建议。

FDA 可以通知企业某种产品违规了，并且在没有明确要求召回的情况下和企业讨论召回的可能性。在这种情况下，企业可以决定召回产品，企业的这种行为称之为企业启动的召回（21CFR7.46（c））。

和企业之间的讨论将由以下人员实施：①经合规办公室相应的中心主任或其指定人员同意的行政区主任或其指定人员；②经行政区主任或其指定人员同意的合规办公室相应的中心主任或其指定的人员。

该讨论可以是和相关的企业、企业的美国代理人（对外国公司而言）或企业的法人代表进行的口头交流。按照机构的程序，和企业的会谈将被记录在内部的会议纪要或会议记录中。

如果企业不启动违规产品的召回，机构可以考虑采取进一步的行动例如公开通告（如对消费者、保健医生等）、FDA 要求召回的信件或 FDA 强制召回命令、没收或禁令。一旦切实可行，并且当召回或停止分销受监管的产品适于保护公众健康时，行政区、OEIO 和相应的中心应互相协作、组织评估，为任何可能的后续行动制定策略、评估风险并且确定可能的召回是否会导致监管产品的短缺。基于与特定召回相关的风险程度，行政区应和相关的中心协商制定完成这些任务的合适的时间框架。

对于企业启动的召回，机构将组织健康危害评估（HHE）可以参考先前的 HHE 案例或者书面的分类政策，对召回进行分类以及书面通知企业指定的召回类别。给企业的信件中将建议对企业召回策略进行适当的调整并且通知企业其召回信息将被放到 FDA 的官网上。FDA 也会在合适的时候进行审计检查，监测召回交流、纠正或去除的有效性，核实相关产品的处置，以及在合适的时候终止召回。

行政区负责：

（1）提交召回警报；

（2）收集关于召回的资料。组织建立检查并收集被召回的或其他可疑产品的样品；

（3）向相关中心提交召回建议和关于召回产品的其他资料；

（4）对召回企业提供指导；

（5）监督召回；

（6）终止Ⅱ类和Ⅲ类召回以及建议终止Ⅰ类召回。

（一）召回警报

在得知计划实施召回或召回正在进行中后，行政区应尽快，最好在24小时内通知相关的 CRU 和 OEIO/DE 的召回执行人员（HFC-210）。行政区应该通过完成至少在附件 A 中所确定的所有段落经 RES 提交召回警报，同时提交任何其他的资料。此外，如果有的话，行政区将扫描和发电子邮件或传真一份召回企业的召回通讯和新闻稿的副本给 CRU。新闻稿的副本也应该转发给 OEIO/DE 和 OPA 的现场联系人。依据 518（e）部分对医疗器械的召回不要求警报，对生物制品的召回由 CBER 发布"可能的召回警报"，以及对涉及放射性医疗器械和电子产品的召回发布纠正行动计划（CAP）。这些豁免将在 RES 中继续。

对于重大的召回行动 OEIO/DE 要立刻通知 ACRA 并且必要时提供召回文件的副本。

（二）召回建议及相关资料

提交召回警报后或一旦召回企业为召回建议（RR）提供了必要的资料之后，行政区必须在 5 个工作日内通过 RES 提交一份完整的召回建议（RR）。当通过 RES 系统提交资料后，系统会自动向相关的 CRU 和 OEIO/DE 发送电子邮件报警。CRU 对召回审查和分类所需要的信息指南参见附件 B 行政区在获悉完整的召回信息后最多 10 个工作日内需要提交召回警报和建议。

1. 行政区将尽快提交召回建议及以下文件给 CRU

（1）所有标签的清晰的副本，包括操作手册、说明书、传单或其他能够帮助确定违规行为和产品问题评估的相关资料。

（2）产品的规格、配方及相关文件。

（3）涉及的所有产品的 FDA 和 / 或州实验室的工作表和 / 或企业的相关质量控制或分析记录。

（4）如果行政区没有证明缺陷和潜在危险的实物样品，则需要提供有理由实施召回的其他的文件，例如记录严重违反 GMP 的 FDA–483 文件的副本或流行病学的证据。

（5）如果事先没有在规定期限内提交警报，则要把与召回企业进行的所有交流的副本提交给 CRU。对于可能的 I 类召回，同时需要发送一份副本给 OEIO/DE。

这些材料应在召回建议（RR）提交后立刻提交，并且如果可能应采用最快的方式进行提交，例如扫描后通过电子邮件、传真或有保障的隔夜交付。

如果没有充分的资料提交一份 RR，行政区召回协调员应打电话或发电子邮件给相关的 CRU 和 OEIO/DE 以获得关于召回行动方面的建议。

2. 注意

（1）由于个别部门实际或涉嫌篡改，且没有证据证明是生产商或批发商的责任时，应 OEIO/DE 或 CRU 要求，应提交一份移除产品的召回建议。行政区应该建议指定这种召回行动为市场撤回，因为尽管可能产生危害健康的情况，但没有人对违规行为负责。应允许记录和监督市场撤回。

（2）FDA 监管美国企业生产的产品在国外的分销，并且当违反美国法律时将受到和国内召回一样的处理、分类和公开。

（3）FDA 监管外资企业生产的产品在美国的召回，同美国生产的产品一样处理、分类和公开（包括输入 RES）。如果美国代理代表外资企业启动召回，美国代理接收 FDA 的召回信件的副本。然而，如果美国代理拒绝（或未能）启动召回，外资企业的一线经销商履行通知单，那么外资企业是召回企业并且接收 ACRA、中心或行政区的召回分类和召回终止信件。

（4）在任何情况下，如果 CRU 或 OEIO/DE 发现 RR 资料缺失，任何一方均可要求行政区提供补充的信息。可以通过电话、电子邮件或电子稿返回召回记录与评价来执行。

（三）建立检查

行政区联系企业以获得召回资料，对于已经被划分为或可能是 I 类的召回或重要的 II 类召回，除了其他的行动之外，应该建立检查以确认问题产生的根源并为合理的监管行为提供其违规的证明。如果没有执行合适的纠正行为，则要进行整体性合规评价。

除了其他活动，应该通过以下方面来建立检查。

1. 获取召回企业提出的召回策略 [21CFR7.46（a）]，如果以前企业没有提交的话。

2. 收集和产品相关的所有标签的副本。

3. 获得可疑批号货物的完整的运输配送信息，包括全部的国外收货人的完整的姓名和地址。

4. 获得能够帮助机构确认和评价问题的支持文件，例如产品的投诉、产品的规格和化验结果，包括用来获得这些结果的方法。

5. 对于医疗器械的召回，获取被召回的医疗器械的市场状况，即 510（k）或 PMA 编号，或具有身份证明的 preamendment 器械。

6. 评估问题产生的根源。确认问题是如何发生以及什么时候发生的，如何以及什么时候被发现的。获得企业的整改措施以阻止以后再发生同样的问题。

7. 口头通知管理人员在修复或销毁任何退回的产品之前应该咨询行政区办公室。还应该通知管理人员 FDA 必须见证或用其他方法证明产品的处置。在启动建立检查之前，行政区工作人员应确认 FACTS 中是否有类似的投诉。对于医疗器械，搜索 CDRH's MAUDE 数据库或联系 CDRH 的监控系统部的信息分析分部（HFZ-531）进行投诉检索。对于药品联系风险管理和监控合规部，相关的投诉在药品缺陷报告系统里报告（HFD-330）。对于特定问题联系管理其他报告系统的中心办公室。

在很多召回情况下，企业的生产设施不同于召回实施，通常是总部或企业办公室。在这些情况下，监控行政区将和发生违规的行政区联系并要求负责建立检查。相应地，调查行政区应持续通知监控行政区有关检查的进展和结果。

通常在最初的接触中，中心既不评估健康危害也不对召回进行分类。那么行政区办公室不应催促企业扩大或缩小其召回工作。在和负责的企业进行的关于违规或潜在违规产品的讨论中，要避免任何的误解即 FDA 正式要求召回行动。FDA 要求的召回只能由ACRA 授权或者由中心主管授予该权力。

如果在 FDA 知晓之前已经完成召回，行政区工作人员应该获得对召回产品进行处置或修复时采取的措施的文件。文件包括加工记录或实验室分析、工艺验证方案和报告、签署销毁收据、销售人员的书面收据、在企业信笺上的企业高级职员签名的声明等。行政区工作人员应在知晓召回后 10 日内更新 RES 上的建议和终止信息。

如果责任企业破产或因任何原因导致不能进行有效的召回，那么行政区应该通知 CRU 和 OEIO/DE。行政区和 CRU 应该研究制定一个合适的行动方案以给 ACRA 提供建议。在涉及严重的健康危害的情况下，可能要发布新闻稿通知公众和 / 或 FDA 直接通知收货人。

（四）官方样品

行政区必须确定需要的官方样品，实物样品或文献样本。尤其是当样品能很好地展示缺陷和潜在的危害时要采集样品。采集官方样品的决定是行政区管理人员的特权，除非由总部直接发起的任务所要求的，或者偶尔来自 CRU 或 OEIO/DE 的直接要求。应记录所采集样品的州际运输情况和违规情况。

（五）企业召回通讯和通告

FDA 行政区办公室召回协调员应该对召回企业提供指导，并为收货人审查召回通讯的文本以便立即移除或纠正产品。如有必要，CRU 和 OEIO/DE 的工作人员可以给行政区办公室协调员提供帮助。召回交流可以采取多种形式，包括新闻稿、电话、电报、传真、邮递电报或一级信件。对于烟草类产品，应该联系烟草制品中心对召回企业提交的任何召回通讯和通告进行指导。

在发布前，召回企业应该和 FDA 行政区办公室召回协调员讨论任何召回通讯和通告。在 FDA 行政区办公室协调员和企业之间应该探讨需要双语或多语种沟通的可行性。

所有召回通讯的书写应遵循以下原则：简明扼要；能清楚地识别产品，如产品名称、规格、商标、序列号、效价、剂量、类型、模式、批号、UPC 条码、可用的设备唯一的标识符（UDI），以及其他的能够准确快速识别产品的相关的描述信息；包含召回原因的简洁的陈述；已知的状态或潜在的风险，以及收货人处理召回时应遵循的指令。如果可能，召回信件要提供最初的装运日期和装运货物的数量。参见附件 1-4（见本章十节）召回信件范例。

如果企业主动发起产品的召回，那么企业负责及时地通知它的每一个一级经销商。如果召回涉及到一级经销商以下的客户，则召回企业应该通知一级经销商联系可能已经收到产品的二级经销商。

进一步分销了产品的二级经销商应该继续召回至召回策略中已确定的程度。对二级经销商的书面的召回沟通方式应该采取其他的沟通方式，例如每月销售简报，生产商代表的拜访或电话信息录音。这些做法可能有助于二级经销商的召回工作，但是还是不充分的。

确保召回企业在"药品（或食品、生物制品、医疗器械、烟草制品等）召回（或矫正）"的召回信件的外面（如信封）显著位置进行标记并且附上资料（如召回信件或其他类型的信息）。此外，对于Ⅰ类和Ⅱ类召回在外面和所附的资料中应标注上"紧急"字样，必要时，也包括Ⅲ类召回。

召回通讯应以最快速而有效的方式发送，和被召回产品的风险相当，并且需要时应发送收据证明（例如通过认证的邮件）。与企业召回有关的的所有的通讯方法均应该进行相应地记录。

召回信件尤其是给一级经销商和二级经销商的信件应该包括邮资已付、写好发信人姓名地址的明信片、信封或使收货人能够报告可得到的产品的数量及其处置的其他的约定。召回通讯应指示收货人提交一份报告无论其手头是否有产品。还应该强调及时返回明信片或其他报告。（参见本章第十节展示 1-4、1-5、1-6、1-7，FDA 召回行业指南网页的信件范例、信封、召回返回答复表格。）

二、FDA 要求的召回

依据 21 CFR 7.45 本部分仅适用于 FDA 要求的召回。通常在紧急情况下才由 FDA 要求企业召回产品。当责任企业不主动发起产品召回时，FDA 的要求直达对产品的生产或销售负主要责任的企业。FDA 要求的召回通常归为 I 类召回。一般情况下，在 FDA 正式要求召回行动前，该机构应具有能够支持法律行为即没收的证据。例外情况包括当存在真正的或潜在的健康风险时，或在紧急情况下如涉及流行病学调查结果的疾病的暴发时。不管是完成企业发起的召回还是 FDA 要求的召回都不妨碍 FDA 针对责任企业采取进一步的监管行动。

监管事务副专员（ACRA）批准所有的 FDA 要求的企业召回，除非在一些情况下某些中心的官员也被授权批准 FDA 要求的召回（参见 SMG 1410.412）。

FDA 要求的召回以现场和总部之间的各种各样的交流开始，但是需在 RES 中提交一份警报和 FDA 要求的召回建议书，与实施自愿启动召回的方式是一样的。如同前面在召回建议和建立检查段落中指出的那样，获取所有和问题相关的资料和文件并且提交给CRU。CRU 将审核在后续的段落中概述的关于召回分类和策略的建议，并且通过 OEIO/DE 将行动备忘录提交给 ACRA。

OEIO 将审查行动备忘录，及时准备一份建议并将建议发送给 ACRA。

如果中心的建议获得 ACRA 的批准并且签署了给召回企业的信件，ACRA 或其指定人员通过 FDA 确定的需要立即开始以召回行动的信件通知企业。该信件将详述违规行为、涉及的健康危害以及建议的召回策略。它将提供其他的有利于有效实施召回的指导。

当行政区收到 ACRA 发给责任企业的信件的副本时，行政区工作人员应该确认该企业也收到了信件并且尽快安排视察和 / 或检查该企业。在特殊情况下可能需要和中心召回部门、刑事调查办公室或其他办公室协同工作。

行政区办公室将给召回企业提供如前面所概述的同样的指导，同时帮助该企业安排给收货人召回通讯文本以便及时的移除或纠正产品。

三、 FDA 的强制召回

法律的各个部分授权 FDA 命令企业召回产品。下面将分别讨论。如果是 FDA 命令的召回，该机构将给企业发布一个书面的召回命令。该命令应该陈述企业的违规行为并且陈述授权给 FDA 下令召回的法案或规章的章节。该命令应该清楚地描述被召回的产品、批号、序列号等，同时给企业提供一段时间以便答复。

FDA 命令的召回通常有根据规则指定的时间框架和程序。行政区工作人员在帮助企业之前应该熟悉这些内容。对于 FDA 命令的召回，中心合规办公室通常牵头与企业进行谈判。行政区工作人员应该根据中心的指示制定相应的策略。

（一）医疗器械的强制召回

根据法案 518（e）部分，如果 FDA 发现给人使用的医疗器械有可能引起严重的不良健康后果甚至死亡的时候，FDA 有权命令生产商、进口商、批发商、零售商或任何相关的个人立即停止分销该医疗器械，立即通知健康专业人士和设备用户有关 FDA 的命令，同时命令专业人士和用户停止使用该医疗器械。依照 21 CFR 5.411，部长授权给中心主任和中心副主任、生物制品评价与研究中心、药物评价与研究中心以及医疗器械与放射健康中心的合规办公室主任和副主任发布 518（e）部分的指令。这些指令必须获得首席法律顾问办公室的同意。实施条例参见 21 CFR 810。在给予指令中的当事人参加监管听证会的机会之后，FDA 必须撤销指令或者修订指令以使其包含对医疗器械的召回。

SMG 1410.412 表明，依据《联邦食品、药品及化妆品法》（21 U.S.C 360h（e））中的 518（e）部分，CDRH、CDER 和 CBER 的主任、副主任及一些其他行政官员被授权完成所有的召回职能，对于已经指派给各自的组织机构的医疗器械来说，这些已经被委派给专员。在那些情况下，中心主任负责给 ACRA 提出合适的建议。在所有的 FDA 要求的召回事件中，中心主任必须和要求提交给 ACRA 的行动备忘录保持一致。

（二）生物制品的强制召回

1986 年的国家儿童疫苗伤害法修订了公众健康服务法（PHS Act），为生物制品提供召回权（42 U.S.C.262）。依据 PHS 法，如果确定一批、很多或其他数量的有许可证的产品呈现出紧急的或重大的公众健康危害时，部长有权发布命令进行立即召回。

（三）用于移植的人体组织的强制召回

2004 年 11 月 21 日，FDA 发布了对需求人体细胞、组织以及基于细胞和组织的产品（HCT/P）建立法规，以遵循现行良好组织管理规范（cGTP），cGTP 管理用于生产 HCT/Ps 的方法、设施及控制；记录保存和质量程序的建立（GTP 最终条例 69 FR 68612）。依据 PHS 法（42U.S.C.264）361 部分的法律，FDA 颁布了新的规范。在 21 CFR1271.440 中的规范包括一个关于扣留、召回和 / 或销毁的指令条款，和一个在特定的条件下下令停止生产的新条款。这样的指令专门适用于需要阻止传染性疾病引入、传播或散布的情况。HCT/Ps 服从 21 CFR 1271.440 中的条款，包括但不限于骨骼、韧带、皮肤、硬脑脊膜、心脏瓣膜、眼角膜、来自于外周血或脐带血的造血干细胞 / 造血祖细胞、自体移植的软骨细胞、合成基质上的上皮细胞、精液和其他的可再生的组织。21 CFR 1271.440 中的规范不适用于血管化的器官如肝脏、心脏、肾脏，母乳或目前被 FDA 监管的作为人用药品的任何组织，医疗器械或有许可证的生物制品。了解详细程序参见《FDA 行政手册》第五章第七节有关人体细胞、组织、基于细胞和组织的产品（HCT/Ps）的扣押、召回、销毁和停止生产的命令。

（四）婴幼儿配方奶粉的强制召回

1980 年的婴幼儿配方奶粉法和 1986 年该法案的修正案强制规定：假如生产商了解到有证据证明婴幼儿配方奶粉不能供给所要求的营养成分或可能掺假或存在假冒商标时，要立即通知局长。

如果局长确认婴幼儿配方奶粉存在健康风险，生产商必须立即召回产品。对于进行召回行动的婴幼儿奶粉生产商来说以下行为是被禁止的（301（s）部分）——在局长指定的时间范围内未能要求零售商张贴召回公告，以及未能在实施召回过程中每 14 日向 FDA 汇报进展。在 21 CFR 107 部分 E 子部分中描述了执行婴幼儿奶粉强制召回的企业职责的指南。

（五）烟草制品的强制召回

依据法案的 908（a）、908（c）部分，如果机构发现存在合理的可能性，即一种烟草制品包含通常不存在于市售烟草制品中的生产上的或其他的缺陷，该缺陷将会引起严重的、不利于健康的后果甚至死亡，机构将发布指令要求相关的人员（包括烟草制品的生产商、进口商、批发商或零售商）立即停止分销这种烟草制品。该指令给相关人员提供一个关于该指令要求的行动的以及对于该烟草制品召回的指令是否需要修订的非正式听证会的机会。在提供了一个听证会的机会之后，如果支持该指令要求的行动的证据不充分，FDA 必须撤销指令。

（六）食品的强制召回

当 FDA 确定依据法案 402 部分很有可能某食品（不是婴幼儿配方

奶粉）掺假或依据法案 403（w）部分该食品假冒商标，以及人或动物使用或接触该食品将引起严重的、不利于健康的后果甚至死亡（SAHCODHA）时，FDA 将行使法案 423（a）部分赋予的权力，并给责任方（如法案 417 部分定义的）提供一次主动停止分销和召回食品的机会。

如果 FDA 已经给责任方一个主动停止分销或召回食品的机会，而当事人拒绝或没有在规定的时间内、以规定的方式主动停止分销或召回食品，FDA 可以依据 423（b）~（d）部分的规定行使其强制召回的权力。

第六节 | **召回分类和策略**

中心召回部门（CRU）负责：

（1）启动健康危害评估；

（2）落实召回策略；

（3）确认企业的行为属于召回、召回分类，以及确定 I 类召回不委托给中心，准备一份行动备忘录并在提交给 OEIO/DE 和 ACRA 之前要获得中心主任或其指定人员的同意；

（4）更新 RES 中的分类、审计策略和建议书。

一、健康危害评估

机构将对每一个召回方案进行健康危害评估（HHEs）并获取相关资料。当召回行动涉及的产品和先前分类的召回行动的产品具有相同的或相似的缺陷或违规行为时将会使用先例中的 HHEs。

先例中的 HHEs 将会重新评估和定期更新。也可使用已建立的先前的召回政策，例如那些由 CDRH 建立的政策。

一旦收到表明召回的必要性的召回建议或其他资料时，无论是来自什么渠道，CRU 应立刻确认是否存在最近的、包含这种情况的健康危害先例。如果不存在，CRU 把相关的资料发送给健康危害评估中心委员会审核。在召回过程中收到的另外的资料也应该发送给该委员会进行及时的健康危害再评价。

每个中心的健康危害评估委员会都应该使用健康危害评估工作表（本章第十节附件 D）记录他们的评估。该评估将考虑 21 CFR7.41（a）和本章第十节附件 D1 中所列的因素。健康风险评估表必须是由知识渊博的中心工作人员准备，并且反映了他们的书面意见。情况相似时 HHE 委员会可以利用健康风险评估先例代替实施一个新的健康风险评估。HHE 委员会有责任确保所有的审核人员熟悉评估的目的。

在收到召回建议后，HHE 委员会将在 2 个工作日内完成、签署并且发送健康危害评估表格给中心召回部门，除非需要额外的信息。当需要进一步的信息时 HHE 委员会负责通知 CRU。如果召回建议表明产品不在分销渠道中，HHE 委员会将在 5 个工作日内完成、签署并且发送 HHE 给 CRU。

当健康危害评估委员会收到关于伤害、疾病、医学的或科学发现的补充资料时，必须立即重新评价最初的健康危害。如果持续收到补充资料，委员会至少 2 周召开一次例会同时重新评估健康危害。

必要时 CRU 应该和其他的中心相互协调审查工作。任何有关牵头中心的职责和权限的问题应该立刻提交给 OEIO/DE。

二、分类流程

就正在进行的召回来说，通常 CRU 在收到健康危害评估后或根据先例审查确认分类后 2 日内对召回进行分类。在对召回进行分类前，依据适当的召回定义，CRU 可以根据情况判定该行动属于召回。CRU 在 RES 中的召回文件中添加分类信息，同时发送电子分类文件给监测行政区和 OEIO/DE。

在发布执行报告前，CRU 将在 RES 的公众信息区进行审查、纠正、编辑或添加必要的信息。

ACRA 对所有的 I 类召回拥有许可权。然而，对于某些 I 类召回 ACRA 授权给中心主任批准。这种做法简化了中心的召回分类流程，加速了企业和 FDA 辖区办公室对召回的处理，并且在某些情况下，这种做法可被普遍地理解为这些召回意味着存在潜在的严重的威胁生命的健康危害。中心主任可以在中心合规办公室内进一步授权对以前由 ACRA 作为 I 类召回建立的的召回行动进行审查和归类。具体来说，对于食品安全与应用营养中心（CFSAN），这还包括先例中的情况例如污染食物的李斯特菌、沙门菌、各种过敏原以及病原菌。

CRU 将准备各种情况下的召回行动备忘录，这些备忘录需要 ACRA 或中心主任的批准。附上以下副本：健康危害评估、企业或 FDA 建议的召回策略、FDA 审计程序和最初的召回建议。视情况，附上产品分析结果、医疗记录、评价等资料，这些都与危

害评估及随后的召回分类有关。至于 FDA 要求的召回，如果企业
选择不召回，则在备忘录中应提出将采取的一系列行动。在提交
给中心主任之前，应将行动备忘录提交给中心的合规主任，以对
所有的 I 类召回建议进行审查并获得同意。中心主任批准需提交
给 ACRA 的所有行动备忘录与 I 类召回建议及 FDA 要求的召回
一致。

OEIO/DE 审查行动备忘录并在提交给 ACRA 前与 CRU 进行讨论。
当中心和 ORA/OEIO 关于召回的一些方面意见不一致时或 ACRA
认为健康危害评估或召回分类需要额外的医学审查时，OEIO/DE
可以请求成立临时委员会进行审查并建议修改健康危害评估或召
回分类。

注意：通常 FDA 将在 5 日内评价、准备并且批准关于婴幼儿配方
奶粉生产商的通知的必需的行动备忘录，该通知是依据法案 412
部分提交的。

CRU 可以对 II 类、III 类召回进行分类而不需要管理人员的审查。
然而，异乎寻常的和 / 或潜在的高调召回发布应该引起中心管理
人员的关注。

三、分类通知及发送

当 ACRA 批准了召回行动备忘录，OEIO/DE（通过电子邮件）通
知中心和辖区办公室关于 ACRA 的决定。ACRA 一旦签署分类信
件，该信件将由 DE 邮寄给企业。一旦得到最终批准文件的分发
副本，马上被送到中心和辖区办公室。具有相关签名和注释的行
动备忘录原件将作为中心的召回文件永久保存。

当 CRU 收到 ACRA 批准的行动备忘录和给召回企业的信件时，CRU 将更新 RES 中的召回申请表格，包括中心的网络发布页面。分类资料随后转发给行政区和 OEIO/DE。

四、召回策略

每一个召回都是独一无二的并要有自己的召回策略。对于主动召回 CRU 将审核企业的召回策略，对于 FDA 要求的召回 CRU 将制定一个策略。召回策略包括通告的类型和召回的深度。还包括审计检查的深度和等级以及必要的公众警告。召回策略应以各自的召回情况为基础，不必依赖于召回分类。

对于 FDA 要求的召回，如果涉事企业拒绝 ACRA 要求的召回或该企业未能有效地或及时地完成召回，召回中心的合规部主任应确保在召回建议和行动备忘录中引用的监管策略是可用的。

如果机构批准企业对发出辐射的电子产品的纠正行动计划（CAP），机构将通知责任企业其 CAP 被归类为召回并且强调需要立即执行纠正行动。采取的纠正行动主要纠正产品的缺陷或不符合标准之处。

（一）召回策略要素

如同在 21 CFR 7.42（b）中所述，依据以下的每一个要素，召回策略应该包括对建议的选择的一份声明和理由。

1. 召回程度　召回可以达到的消费者或用户级别、零售商级别或者批发商级别。

2. 公众警告　在紧急情况下，应该考虑发布全国范围内的或者是受影响地区的新闻稿。在某些案例中，与特定的部分群体（如医生、药剂师、兽医和医院）进行特殊的交流可能更合适。除 FDA 召回网页发布的以外，当 CRU 认为需要一份 FDA 的新闻稿或发言稿时，他们应该与公众事务办公室（OPA）的媒体公关人员中的相关新闻工作者协作（HFI-20）。类似的信息也可以发布在《医药监察》上。

3. 有效性检查水平　包括召回有效性检查所采用的方法和检查的程度。

当正常的处理方式如埋填、压碎、变性等不合适时，在召回策略中应该考虑召回产品（例如致癌产品）的处置方式。

（二）审查或制定召回策略

在审查或制定召回策略时，CRU 应该考虑健康危害评价、产品的类型或使用、识别产品的难易度、对于消费者或用户而言产品具有明显缺陷的程度、市场中未使用的产品的数量、分销模式、有效的挽救或返工计划以及生活必需品的持续可用性。

对于企业启动的召回，CRU 将根据指示进行审查和更改或同意企业的召回策略以及行政区对 FDA 审计计划的建议。对于企业启动的召回，中心协调员应该从现场获得召回有效性的现状评价。中心将传达企业的召回策略、有效性检查和 FDA 审计计划的更改建议给行政区召回协调员和 EOIO/DE 并更新 RES。

对于 FDA 要求的召回，CRU 将制定一个召回策略，并且置于中心的行动备忘录中。

当责任企业破产或不管什么原因不能够组织召回时，FDA 必须实施召回。CRU 应和涉及的行政区一起咨询 OEIO/DE 关于 FDA 实施召回行动的策略。

必要时 CRU 将在公告已知的或潜在的健康危害与最终完成正式策略之间制定一个中期策略。中期策略通常是针对产生辐射的设备和电子产品的召回，以及对于需要更换组件或软件的设备召回。

中期策略将指示责任企业方立即采取行动，以确保警告及时到达适当的分销深度。警告中必须确认涉及到的危害以及为减少接触产品的危害所采取的措施，直到完成召回策略并实施。必要时，在 RES 中完成召回分类之前，为了召回企业的后续工作和纠正行动，行政区召回协调员和 CRU 应该讨论对召回策略的纠正 / 修改。如果在分类前没有进行纠正，召回企业就会认为中心接受了他们的不合适的召回策略。

第七节 ｜ 通告和公众警告

一、报告和报告规程

（一）召回文件的识别

参考召回行动的所有部门应该通过 RES 建立的"记录事件编号"识别召回行动。分类后，将会增加召回编号，但是主要的识别方式仍将是"记录事件编号"。这有利于 FDA 工作人员在 RES 上快速定位所需的召回记录。

（二）状态报告

当行政区召回协调员得知召回状态从"进行中"到"完成"再到"终止"的时候，他们将在 RES 中更新召回行动的状态。

当审计程序需要时，对于某些 I 类召回和 II 类召回，辖区办公室将提交周进展报告给 CRU 和 OEIO/DE，直到召回完成或者直到 OEIO/DE 另有通知时。

总部不需要行政区内的关于召回行动的每个月或每两个月的状态报告，但是可以由行政区管理人员自行决定准备，目的仅仅是为了行政区对召回行动进行监测。

（三）行政区对召回企业的通告

一旦收到来自于中心的召回编号、分类及召回策略时，监测行政区将立刻准备并发送一封通告信给企业表明机构对于召回的态度。发布召回通告前，行政区可以电话通知召回企业有关召回分类及其在 FDA 官网的发布。

这封信将提供召回编号、召回分类、企业召回策略的机构评价，也就是通告类型、召回深度及有效性检查的级别，以及任何策略修订建议。该信件表明了 FDA 对返回产品的处置进行核实的决定，指出在召回产品开始修复或销毁之前应该通知辖区办公室，并且对产品的处置应该有 FDA 的调查员见证（也可以使用替代方法，例如相关的州或地方官员的证明）。该信件也应该通知企业召回已经发布在 FDA 官网上。该信件应该鼓励企业采取适当的纠正行为，同时根据 21 CFR 7.53（b）中所述要求召回企业提供定期的状态报告。该信件还应该包括一个声明，即依据 FD&C 法案或相关的法规未能组织有效地召回可能会导致违规产品的没收或其他的法律制裁。

准备的通告信应该有行政区主管或他 / 她的代表的签名。信中还应该包括行政区召回协调员的姓名和电话号码，以帮助企业回答有关召回分类的任何问题。

展示 1-7（见本章第十节）是通告信的范例。该展示仅仅用作范例。这些信应该基于个案书写并且针对每一个特定的召回情况进行调整。

在需要更及时的通知的紧急情况下，也就是在 FDA 要求的召回、Ⅰ类召回或即将发布的 FDA 新闻稿的情况下，辖区办公室根据情况将视察或打电话给企业，随后会有一封确认信件。

在召回分类的同时即终止召回的情况下，行政区将准备一封通告和终止联合信件给企业。该信件将提供召回编号、召回分类、并指出 FDA 认为召回已经终止。展示 1–10（见本章第十节）是通告 / 终止信件的范例。

（四）审计检查报告

在表格 FDA3177 召回审计检查报告中报告所有的召回审计检查。报告的副本参见展示 1–12A（见本章第十节），审计检查报告指导参见展示 1–12（见本章第十节）。

二、其他政府或机构的通告

关于重要的召回，OEIO/DE 负责保持联络并通知总部机构。包括中心召回部门（CRU）、合营公司办公室（OP）、国际项目办公室、公众事务办公室的媒体公关人员以及执法与进口业务办公室的合规系统 / 执法系统分部。在紧急召回情况下，DE 将持续通知 FDA 的应急处理中心（EOC）有关召回的状态。DE 通知 USDA、国防部（DOD）及其他涉及召回的联邦政府机构。依据现有的谅解备忘录和 CUMCIG（加拿大 – 美国 – 墨西哥合规信息组），DE 也负责通知加拿大和墨西哥的政府官员有关召回的信息。

（一）州和地方官员的通告

辖区办公室应该考虑通知州和／或地方官员和他们相关的召回行动。在实施或审计召回时行政区也应当考虑从州和地方官员那里寻求必要的帮助。

合营公司办公室（OP）通过电子邮件系统通知州与地方政府官员有关严重健康危害的选择性召回，期望加强宣传和／或需要州的援助。OP 也分发公共事务办公室（HFI-3）准备的其他的公众信息给这些官员。

（二）在国外、军方和其他的联邦政府的分销产品的通告

行政区协调员应该在 RES 中和召回建议一起提交一份有关国外、军方和其他的联邦政府的收货人的清单给 EOIO/DE，或如果当时已获知该信息则同时提交 24 小时警报。

OEIO/DE 通知国际项目办公室（OIP）产品分销到除加拿大以外的其他国家的所有的 I 类召回。OEIO/DE 通知国际关系工作人员（IRS）具体的国外收货人。对于来自美国大使馆的召回信息 OEIO/DE 也会通过 IRS 作出答复。

根据制定的通讯协议，OEIO/DE 将每一次召回通知加拿大食品、药品和医疗器械管理局。他们通知加拿大有关运送到加拿大的产品的召回以及加拿大的产品在美国的召回。

OEIO/DE 通知 IRS 有关进口商品的召回以便加快定位违规商品的进口商。

OEIO/DE 通知美国农业部（USDA）的食品安全检查服务部（FSIS）和食品营养服务部（FNS）有关 FDA 监管产品的召回，这些产品已经被分销到 USDA 可能涉及学校午餐项目的部门。

（三）责任和程序——OC，国际项目办公室（HFG-1）

对于涉及除加拿大以外的国外收货人的所有的 I 类召回，OIP/IRS 总结和发送必要的资料给国外相关的对应机构，同时提供一份国外通知的副本给 CRU 和 OEIO/DE。

应 OEIO/DE 的请求，为了确定违法的企业产品的美国进口商的姓名和地点，并在美国进行召回，OIP/IRS 联系国外相关的对应机构并让其联系国外的生产商或批发商。OIP/IRS 把国外机构的答复告知 OEIO/DE。

OIP/IRS 与中心、OEIO/DE 协调答复外国大使馆调查的进展。

OIP/IRS 给 CRU 和 OEIO/DE 提供国外相应机构关于召回行动有效性的答复，以便给国外收货人召回通知的有效性可以得到适当的评价。

（四）责任和程序——合规系统（CS）/执法系统分部（ESB）（HFC-240）

当召回的医疗产品（I 类和 II 类）已经被分销给各联邦机构时，OEIO/DE 通知合规系统 / 执法系统分部（CS/ESB），并且将即将发生的 I 类召回以及其他有关运送到国防部（DOD）、退伍军人事务部（DVA）或美国总务管理局（GSA）的药品和医疗器械的重要召回通知 CS/ESB。

CS/ESB 使用与 DOD、DVA 以及 GSA 建立的系统和关系，提供与运送到这些机构并呈现出严重健康危险的药品、生物制品或医疗器械有关的信息或获取协助。

CS/ESB 将 I 类召回以及那些已经分销给联邦机构的医疗产品的 II 类召回通知相关的联邦采购机构（DVA、GSA 和 DOD）。他们接受并整合来自于其他政府机构的 I 类召回的审计检查资料，并且把这些资料发送给 OEIO/DE。

三、公开警告

某些召回资料（例如新闻稿）发布在 FDA 的官网上（"召回、市场撤回和安全警报"）。此外，所有的被机构归类为召回的企业产品的移除或纠正行为将发布在 FDA 的每周执行报告网页上。

对于 I 类召回 FDA 的政策是必须发布新闻稿，除非特殊情况表明新闻发布对公众不利。可以由召回企业也可以由 FDA 发布新闻报道。机构的政策给予召回企业准备和发布关于召回的新闻报道的机会。现场召回协调员将和召回企业一起准备新闻稿。同时可获得 OPA 媒体公关人员、CRU 和 / 或 OEIO/DE 召回工作人员提供的帮助。CRU 也将与行政区召回协调员和 OEIO/DE 一起帮助 OPA 媒体公关人员准备 FDA 的新闻报道。

如果危险产品含有缺陷，这些缺陷需要大量的设计和 / 或测试时间以确保企业或 FDA 的召回或纠正行动计划是合适的，那么机构需要和消费者 / 用户进行迅速的、初步的交流以避免不必要的伤害。

行政区召回协调员将立刻提供（电子的，如果可能）所有召回企业或州机构发布的新闻稿的副本给 OPA 的现场联络员、FDA 的网站管理人员、CRU 以及 OEIO/DE。网站管理人员将更新召回网站的网址以链接用户到新闻稿页面。

在适当的时候，CRU 将新闻稿和 / 或其他召回文件发布在中心和 / 或 MedWatch 网站上。

另外，为了提醒这类群体关于严重的健康危害或被视为公众利益的其他情况，可以把通知或警告发给健康专业人士、行业协会等。必要时，FDA 会提供资料帮助公众辨别召回产品，例如产品图片、商标以及产品的分布情况。

公共事务副专员的责任和程序如下。

1. 建议 ACRA 有关所有召回行动报道的合适性。

2. 当召回策略中包含 FDA 新闻报道时，在相关的中心、行政区和 OEIO/DE 的帮助下准备和发布新闻报道。所有的召回报道应获得 ACRA 的同意。

3. 与 CRU 和 OEIO/DE 协作，准备不允许发布新闻稿的、具有高度利害关系的召回的"发言稿"。

4. 评价召回报道的有效性，如果确定不充分时，应采取行动确保发布有效的通知。

5. 处理或协调答复媒体有关召回情况的电话。

第八节 | 监控和审计召回的有效性

一、召回的有效性

召回企业有责任确定召回行动的进展是否顺利。作为召回策略的一部分企业有义务进行有效性检查。众所周知，有效性检查有助于确认受影响的收货人收到了召回通知并采取了适当的行动。

在一些情况下，召回企业可能不能检查其召回的有效性。该情况可能发生在：当召回延伸到消费者／用户层面时，不能得到有关企业客户的机密商业记录时，批发商、分销商或零售商不配合时，或者因为情况的紧急性需要全力以赴时。在这些情况下，FDA 将直接提供帮助，必要时从协作的州和地方机构寻求帮助。

更重要的是，FDA 认识到有效性检查也具有审计功能，并且重申了其政策，即密切监视召回和评估企业召回工作的充分性。因此，作为审计职责的一部分，FDA 将选择进行审计检查，与召回企业的有效性检查分开。

二、FDA 审计程序的管理

（一）FDA 召回审计程序的制定

CRU 审查行政区的建议并且最终确定 FDA 的召回审计程序。

在Ⅰ类或其他重要的召回情况下，CRU 应该定期审查和更新审计程序以确保程序的适用性，并反映在健康危害评估、分类、企业召回的有效性等中的变化。

审计程序制定的因素包括以下方面。

1. 监测企业召回的特殊程序。

2. 进行审计检查的级别和类型，包括接收召回产品的收货人也应包含在审计检查中，这些产品是用于国内的营养援助项目（例如国家的学校午餐项目）的。

3. 特殊的报告要求。

OEIO/DE 同意执行办公室利用个人资源进行审计检查。

（二）行政区职责

总的来说，行政区职责如下。

1. 发布审计检查任务（监测行政区）。

2. 完成分配的审计检查（监测行政区和其他行政区）。

3. 通知 CRU 和 OEIO/DE 关于召回的进展和无效的召回。

监测行政区主任对确保 FDA 审计程序的实施负全部的责任。召回协调员和相关的监督人员负责召回的日常管理。他们将确保接收企业的状态报告并且及时地进行审查，确保召回产品的处置受到监控或确认。根据实际情况，他们将通过电话或建立访问确保召回行动的正常进行和及时完成。

如果监测行政区办公室在进行召回时遭遇召回企业不合理的延迟时，应该建议相关的中心合规分部采取行政的或法律的措施。应将这些建议通知 CRU 和 OEIO/DE。

（三）审计检查发布

通常在 10 日内发布企业的召回通讯，监测行政区将在 FDA 审计程序层面发布审计检查任务。对于 I 类召回，当召回是基于消费者 / 用户层面并且召回的关键是机构确定产品已经撤离市场或者消费者 / 用户已经收到关于召回行动的通知时，指定的 10 日的时间框架可以例外。行政区获悉一个 I 类食品召回的先例后，通常在 24 ~ 48 小时内发布审计检查。对于某些放射性设备和电子产品的召回 10 日的时间框架也可以例外。在这些案例中，应遵循 CDRH 建议的策略。当行政区认为 10 日的要求不合适时，应向 CRU 建议一个新的日期来发布审计检查。当给其他行政区办公室发布任务时，监测行政区必须根据实际情况提供明确的指导。任务应该标示"要求审计检查——I 类或 II 类，审计检查——A、B、C 或 D 级"。（格式参见展示 1-11，见本章第十节）。行政区应该发送一份 I 类审计检查任务的副本给 CRU 和 OEIO/DE。

（四）审计检查完成

收到审计检查任务的行政区应该考虑该任务的高度优先权并且应该尽快完成。向监测行政区提交审计检查报告的副本。如果可能，从接收到任务开始 10 个工作日内完成工作。对于 I 类召回，至少 1 周一次或者如果有指令的话 1 周多次向监测行政区提交审计检查报告。

对于 I 类召回审计检查，优选的方式是现场检查而不是打电话。对于 II 类召回审计检查也应该优选现场检查。然而，由于资源的限制有时可能必须通过电话进行审计检查。为了确保召回行动的有效性，在无效的电话审计检查后必须要进行现场检查。只有当情况表明这样的检查在 FDA 的召回审计中没有重要的价值时，对于 I 类和 II 类召回才可以不进行审计检查。对于 III 类召回通常不进行审计检查。然而，责任行政区和 CRU 必须考虑在每一个召回情况下是否需要这种检查。

为了确保报告的充分性，当收到审计检查报告后发布行政区将对之进行评估并保存。该行政区将记录对审计检查报告的评估。在评估审计检查报告期间，如果行政区发现召回或者审计检查存在任何问题，包括影响到购买用于国内营养援助项目（例如国家的学校午餐项目）的召回产品的收货人的任何问题，行政区必须保证采取适当的、及时的后续措施。如果收集到的资料不充分，发布行政区的召回协调员将通知获得认可的监督调查员。

接收行政区有责任通知发布行政区会引起延迟任务完成的情况。任何这种信件的副本都应该主动发送给 CRU 和 OEIO/DE

（HFC-210）。

（五）进行审计检查——一级经销商和二级经销商

后续工作的范围和从召回产品收货人处获得的资料取决于几个因素，包括要求的召回的深度和召回行动的类别，例如退回、现场纠正或销毁。

在对复杂的或重要的召回进行审计检查前，行政区可以准备印刷品资料或者召回企业的召回信件的副本，副本可以留给收货人。

1. 没有二级召回指令

当收货人没有收到二级召回指令时，应确定如何以及何时通知收货人有关召回的事情的，以及收货人是否遵循了召回指令。如果收货人未能遵循指令并且召回的产品还正在销售或使用，调查员应该要求其立刻服从指令。如果收货人没有收到召回通知，应给收货人发送一份召回资料的副本以执行要求的召回行动。

2. 二级召回指令

当告知收货人有二级召回时，应确定收货人是如何、何时收到通知的。如果收货人执行了二级召回，确定并详细报告涉及的产品数量、行动的及时性以及和二级召回相关的其他资料。如果收货人没有收到召回通知，应提供所有相关的召回资料给收货人。如果收货人选择不执行二级召回行动，应要求其立刻遵循召回命令，包括通知二级经销商。应该对收货人正在进行的二级召回提供所需要的任何帮助或指导。

3. 拒绝二级召回

如果一级经销商或者二级经销商拒绝立刻发起召回，执行审计检查的行政区将把有关情况告知监测行政区、OEIO/DE 和相关的中心，并说明为了完成符合要求的二级召回行政区正在采取的其他的方法。应考虑的选项包括行政区管理人员与企业高层管理人员之间的会议，直接通知收货人，报告给州和地方行政官员，建议进行 FDA 要求的召回，以及启动行政诉讼或者强制行动。

4. 职责

一级经销商或者二级经销商所在地的行政区负责说服收货人组织有效的二级召回，或者如果有指令，负责建议采取行政的或法律的行动以实现合规。对于这样的建议应该通知监测行政区、CRU 和 OEIO/DE。

5. 伤害 / 疾病 / 资料

伤害 / 疾病报告或者其他与产品相关的投诉应该立刻（和审计检查报告分开）报告给监测行政区和 OEIO/DE。监测行政区应该询问不良事件是否已经通过程序例如 MedWatch 向 FDA 进行了报告。

（六）无效召回

在 FDA 审计召回期间的任何时候，如果发现召回企业的召回工作是无效的，监测行政区应该和企业就该情况进行讨论。

根据实际情况通过拜访、电话、信件、传真等方式进行额外的联系。

确定企业试图采取什么样的措施以改善其召回工作，例如发布另外的召回信件等。关于无效召回的范例信件参见展示 1–8（见本章第十节）。这种类型的信件应该基于案情，并由行政区与 CRU 密切合作来制定。

通知之后，如果企业不愿意扩大召回范围或修正其召回，监测行政区将把该情况通知给 CRU 和 OEIO/DE，并且建议采取适当的措施。可考虑采取的措施包括例如 FDA 要求的召回、初始的或进一步的公众警告、多重没收以及禁令等。

三、州审计

（一）目的

州召回审计（州审计）是关于召回有效性的审计，是应 FDA 的要求由州进行的审计。州审计适用于高度复杂的召回情形或者发生紧急公共卫生事件期间，或者是对于 FDA 来说具有公共卫生的最大利益以呼吁其在联邦的、州或地方级别的监管同行提供帮助的时候。州审计加强了 FDA 判定召回有效性的能力，并且保证了 FDA 的和州的工作的及时有效并进行了记录，因此能够进行及时的评估，必要的时候可以考虑额外的后续行动。

（二）什么时候考虑州审计

在下列任何情况下 FDA 可以考虑州审计。

1. 中心批准审计的工作量说明及时地完成审计检查需要州的帮助。（"及时地"以受召回的产品的健康风险为依据）

2. 在企业发布了召回通告或者公众警告后，FDA 收到很多关于被召回的产品仍然在零售货架上销售的投诉。

3. 基于审计检查的结果，FDA 判定召回是无效的。

4. 召回行政区确定可能需要一封无效召回信件。

（三）计划并启动州审计

为了得到州审计帮助，召回企业的行政区召回协调员将向 OEIO/DE 的召回人员和 CRU 提出初步的建议。当确认需要州审计后，OEIO/DE 的召回人员将召集并带领一个召回行动计划小组，包括来自于 OEIO/DE 的召回人员、召回行政区、CRU、OPA、合营企业办公室以及必要时食品和饲料业务办公室（OFFO）或者医疗产品和烟草经营办公室（OMPTO）的代表。

召回行动计划小组决定州审计程序和策略（参见下述的州审计策略）。该小组可能得在事故指挥系统体系内工作，取决于召回周围的情况。

召回企业的行政区召回协调员应该通过在他们自己的行政区内发布州审计任务给参与的州来协调召回策略。当需要多个行政区帮助的时候，任务的发布也可能涉及其他行政区召回协调员、合营企业办公室和 / 或 OEIO/DE 的召回人员。

当需要多个行政区帮助的时候，合营企业办公室将根据本章第七节中的"二、其他政府或机构的通告""（一）州和地方官员的通告"）来请求州的帮助。

（四）州审计策略

州审计策略应该取决于但不限于以下方面。

1. 对于停止使用和 / 或分销未拆封的召回产品以及把这些产品与不受召回的那些产品分开，收货人做了哪些工作。

2. 对于处理和 / 或处置他们仓库中未批发的召回产品批发商所采取的办法。

3. 批发商是否与他们的收货人就召回指令进行了沟通，如果是，通过什么途径（例如电话、信件）。

4. 使用者如何进行识别（或已经识别）被召回的产品，尤其是当产品没有将批代码打印在每一个独立单元上时。

可以通过工作人员拜访、打电话或者其他及时交流的方式进行州审计。

（五）报告审计结果

1. 总则

召回行动计划小组确定谁将接收和评价州审计表格。根据原始的召回审计计划，最初的 FDA 召回审计检查任务应该继续执行并完成。应该分别准备记录 FDA 审计结果和每一个独立的州审计结果的报告，用于准备一份总的、全面的报告。

2. 州报告

鼓励州使用 FDA 审计检查表格（本章第十节展示 C 表格 FDA-3177），然而，这是自愿的。如果州不选择使用 FDA-3177 表格记录其审计检查结果，FDA 将要求州提供具体的资料供 FDA 判定企业召回的有效性。要求州返回审计表格至当地发布任务的行政区办公室，或者如果没有使用审计检查表格时，提供足够的资料判定召回的有效性。

3. 行政区报告

所有的行政区办公室将把州审计检查表格或者等效性资料返回给召回行政区办公室的召回协调员。

召回行政区应该发送定期的进展报告给 CRU 和 OEIO/DE 的召回人员，如果可能的话每周发送。

为了减少州和 FDA 的重复行动，在 FDA 行政区而不是在召回企业所在的行政区进行州行动，这将由辅助 FDA 行政区的召回协调员进行协调。

（六）州审计后续工作——扩大召回、无效召回信件等

1. 扩大召回

如果召回企业扩大了召回，在 OEIO/DE 的召回人员和 CRU 同意的情况下，召回行政区将协调新的审计任务。

2. 额外的州审计

在召回过程中，可以考虑额外的州审计。

3. 无效召回信件的发布

如果州审计发现无效的召回，经 OEIO/DE 的召回人员和 CRU 同意后，召回行政区应该考虑发布无效召回信件。

4. 公共信息

必要的时候，召回操作计划小组将更新并传递公共信息给所有相关的办公室。

（七）校正程序

每一个召回都呈现出自己的情况，很多情况是在不断变化的，因此，必要的时候，处理当前召回的召回行动计划小组可以考虑基于特定的召回对这些建议的程序进行修订。当批准后，这些修订应该由 OEIO/DE 的召回人员进行记录，并且被接受后应该与召回行政区办公室进行交流。

（八）该程序和 CFR 第 7 部分的关系

这些程序目的是补充并非取代那些在 21CFR 第 7 部分引用的内容。

第九节 | 召回终止

当监测行政区办公室确定召回企业已经完成了全部的召回活动，包括监测和最后产品的处置时，FDA 将终止召回。行政区应该通知召回企业：只有企业使产品合规或者以一种可以接受的方式处置了产品，FDA 才可能终止召回。行政区将通过信件通知召回企业 FDA 考虑召回终止。召回终止信件范例参见展示 1-9（见本章第十节）。

Ⅰ类召回的终止和安全警报需要获得中心的同意。当监测行政区得出结论召回或者安全警报已经完成时，行政区召回协调员将在 RES 的"总结与终止"页面中输入终止所需要的资料。该页下应提供的段落包括：召回的完整的理由，涉及召回的数量或者纠正数，产品的处置，问题的根本原因，所违反的法律的章节，企业采取的预防措施，FDA 采取的法律行动，批准终止建议的行政区行政官员的姓名和批准日期。当完成所有要求的段落内容之后，协调员在该页的底部点击"继续"按钮，进入"总结和终止"确认页面。证实所有的资料的正确性之后，点击"保存 / 发送终止建议"按钮，发送一封电子邮件给 CRU 建议终止。

一旦收到终止建议电子邮件，CRU 将进入 RES，审查终止资料，如果同意终止建议，通过在 RES 中（在"总结和终止"页面的底部）插入表示同意的中心行政官员的姓名以示同意。CRU 将把"召回状态"字段改变为"终止"并且点击"保存 / 发送终止同意"按钮更新召回行动，同时自动生成并发送通知召回终止的电子邮件给行政区和 OEIO/DE。

对于 Ⅱ 类和 Ⅲ 类召回的终止不需要中心的批准。现场协调员遵循上面列出的 Ⅰ 类召回的同样的基本程序，但是仅仅改变"状态"字段为"终止"，同时点击"保存 / 发送 Ⅱ / Ⅲ 类终止"按钮。RES 则生成一封关于召回已经被行政区终止的电子邮件并发送给中心和 OEIO/DE。

通常，在企业完成召回后 3 个月内 FDA 应该终止召回。如果行政区认为召回企业不能保证违规产品不再重新进入分销渠道，行政区应该就最佳的行动方案咨询 CRU 和 / 或 OEIO/DE。

注意：在 FDA 批准或同意召回产品的处置计划之前，行政区必须遵循已建立的程序与其他联邦或州机构一起来管理协调有毒的废物 / 产品的处置方案。

在 RES 召回记录中的总结 / 终止部分提供的资料是非常重要的，因为它不仅提供了终结召回进程的资料，而且提供了总部用于确定行业动态和识别或评价在生产、加工等领域出现的新问题的资料。

第十节 | **附件、展示和附录**

注意：对于每一个召回行动，RES 提供一份以警报作为开始发起召回的记录。为了给召回建议、分类、FDA 网站发布、任何更新、及最后的终止提供资料，要持续更新记录。RES 要求提交以前不需要的一些资料。当 RES 最终结束的时候，将提供详细的指令给行政区和中心协调员。目前，在随后的附件中提供的或者要求的资料对于召回过程的所有步骤都是合适的。

一、附件

附件 A– 召回警示信息

通过 RES 提交下面列出的资料给 CRU 和 OEIO/DE：
- 产品描述
- 代码
- 召回企业
- 召回的简短理由
- 地区察觉的日期

● 召回启动日期，和初始的企业通知类型
● 召回状态
● 自愿的或 FDA 要求的带日期的选择列表

附件 B– 召回分类建议

和要求的必要资料一起，在 RES 中更新和传输电子记录以便
CRU 对召回进行审查和分类。通过 Outlook 电子邮件，RES 将经
由建立的 Outlook 清单自动通知相关的中心和 OEIO/DE 的工作人
员有关建议。在建议中包括的信息指南如下：

1. 产品描述（INT），商标名称，产品应用领域 –（产品详情和中心特定的页面）

（1）对于每一个产品，提供适用的：识别产品的相关标签，包括
产品名称（商标和通用名）、预期用途或指示。样本和 / 或目录编
号，进一步定义确切的产品。描述它是如何包装的，如盒，软塑料，
玻璃瓶或小瓶；类型如片剂、糖衣、或液体、胶囊或粉末；强度；
尺寸；形式；给药途径；运输或单元包装。提供产品及其用法的
简短描述。如果产品的标签没有指出如何使用产品，并且健康危
害依赖于使用，查阅公司的目录，红皮书，或者类似的信息来源。
如果是药品，指出是处方药（Rx）或者非处方药（OTC），以及
NDA/ANDA 和 NDC 或 UPC 代码。对于医疗设备，除了任何相关
的改正和移除编号之外，获得并包括 510（k）、IDE 或 PMA 编号。
为了健康危害评估及确定纠正措施的有效性，如果确定该产品必
须进行实体核查，通过可得到的最快速、最实用的方法收集和运
输相关的样品至指定的单位。通知中心有关时间、如何发送以及
预计到达的时间。

（2）对于每一产品给出：商标、名称、地址以及标签上负责企业的类型；非官方标签的数目和描述。依据涉及的情况，通过快速的方法例如传真、联邦快递或隔夜邮件提交所有标签的完整的副本（包括产品的活页广告或信息表）给相关的 CRU。

2. 代码信息（RES 产品详情页面）

代码信息（INT）字段：列出出现在产品或其标签上的所有的批号和 / 或序列号，产品编号，打包工或生产商编号，销售或使用日期等。

3. 召回企业 / 生产商 / 承担责任企业（对于违法）–（RES 企业 / 联系人详情页面）

（1）召回企业信息字段

FEI 字段 – 提供 FEI 编号和点击搜索。如果企业在官方的企业目录中，提供企业名称和地址。完成没有自动生成的任何字段。如果不知道 FEI，或者 FEI 不存在，在 FEI 字段中输入"不知道"，然后填写以下所有信息字段。在"注释"框下，确定企业的类型，即生产商，进口商，经纪人，分包商，自有品牌经销商。

生产商信息字段：和 FEI 字段一样！在"注释"框中，添加任何信息以说明与召回企业或负责企业的关系。

（2）负责企业信息字段 和 FEI 字段一样！在"注释"框中解释企业与产品的关系，例如加工商、合约灭菌企业、分销商、零部件供应商等。

4. 召回建议的理由（RES 活动详情页面）

（1）召回的全部理由字段　提供关于产品如何有缺陷以及如何违反 FD & C 法案或相关法规的详细信息。检查指导参考 IOM 第 8 章 810 节。

①包括在定性和定量方面的任何分析结果，指明是否是企业、FDA、州或私人企业进行的分析。指示分析的实验室。说明召回包括的所有的州，包括样品采集或分析，召回协议或启动，召回监测及产品处置。

②合适的时候提供检查（GMP）或其它证据。

③如果是因为标记到期日期之前活性成分的遗传能力的减弱而正在召回的兽用药物产品，提供下列信息：

企业确立标记的有效期的稳定性测试方案（包括分析方法）；

稳定性测试中的具体的批号及化验评价，这是企业召回的基础；企业用于召回目的的产品效力说明书；

活性成分最终的化验评价是该批次最初发布召回的基础。

应该注意无论企业有关稳定性数据的资料是否存档，企业使用的确定活性成分效力的质量控制程序在 EIR 中是可以得到的。

（2）根本原因字段　提供任何可用的确定导致或促成召回问题的情况信息。

（3）伤害类型字段　按时间顺序列出召回产品的任何投诉、伤害或相关的问题。

注意：MDRs 的具体参考和纠正和移除报告公布在其它地方。

5. 商业中产品的量（RES 活动详情页面）

（1）生产的量字段　这要求产品或召回产品的总"生产"数量。

（2）分布数量字段（互联网）这是所有产品的总分布，应该是所有产品分布的数量之和。注意：每一个产品有其自己的产品分布数量字段。

（3）生产于字段　提供日期

（4）预计使用年限　这包括有一个可计算的使用年限的产品，例如起搏器。

（5）保存期限　这主要涉及易腐烂的食物，但也可用于医疗器械、生物制品及某些药物。

注意：如果建议是关于 FDA 要求的召回，在准备和提交建议之前确保市场上实际仍存在该产品。

6. 分布模式（RES 活动详情页面）

（1）分布模式字段（互联网）该字段提供给公众产品分布的一般领域，例如"6 个州的批发商 NY, VA, TX, GA, FL 和 MA；维尔京群岛；加拿大和日本。"全国性一词的定义是指 50 个州或者分散在美国的 50 个州中的绝大部分州。6 个美国领地、关岛、波多黎各、美属萨摩亚、维尔京群岛和运河区将分别报告。

（2）收货人具体情况字段

列出收货人或注释 – 本字段用于列出产品已经分布到的美国政府、军事和 / 或民事单位 / 机构。这包括国防人员支援中心（DPSC）、DOD 医院、退伍军人事务部（DVA）、USDA（尤其是可能触及学校午餐计划的任何产品）、或其它的政府机构销售 / 分布。如果收货人清单很长，可以通过地区的 R & E 协调员单独提交给 OEIO/DE。指出这是直接销售还是合同销售。如果有合同销售，报告合同编号，合同日期，执行日期。产品销售，在召回时预计保留在市场上的产品的任何讨论，，或相关的主题可以包括在注释中。（这些信息不在互联网上公布）。

国内收货人数量：提供数量

国外收货人数量：提供数量

图表：尽可能在图表中登记收货人的类型和大概数量。

7. 企业召回策略（RES 活动详情页面）

召回策略字段：如果企业被告知 FDA 的核查结果以及与他们讨论的问题，详细报告其反应及召回方案。同样地，如果企业通知了FDA 该问题，报告并解释企业自己的分析结果和 / 或导致企业决定进行召回的信息。获得企业意识到需要召回的日期。（企业察觉日期在开始召回页面）。描述企业的计划召回策略，从地区的角度评论其充分性，并评估企业完成有效召回的能力。21CFR 第 7 部分中的 7.42 和 7.46– 执法政策，C 部分，为 CRU 评估提供来自于企业的信息。企业的策略应该提出召回的深度、考虑公众警告以及一个合适的有效性核查方案。当发现一个经销召回产品的客户破产时，还应该包括公司的预期的行动过程。如果已进行召回，包括启动召回的日期。如果产品将从市场中移除并进行修复，应该确定其最终的处置。提供 FDA、企业、州或地方政府发布的或即将发布的任何公众信息的详情。

8. 企业高级职员 /FDA 联系人 / 公众联系人（RES 企业 / 联系人详情页面）

（1）主要负责人字段　提供召回企业的最具责任的个人的姓名、地址、电话号码（如果可得到）。如果有人，不是最具责任的企业高级职员或 FDA 联系人，接收召回分类或终止信件的原件或副本，在"注释"框下提供其姓名。

（2）召回联系人字段　列出召回行动的 FDA 联系人的姓名、地址、电话号码、电子邮件地址、传真号码等。

（3）公众联系人字段　为召回企业列出能够处理公众关系的无论是某一个人或员工，如"公共关系的工作人员"，包括姓名、地址、电话号码、传真以及适用的电子邮件地址。

9. 地区审计程序（RES 活动详情页面）

（1）有效性核查级别字段　提供企业计划的或地区建议的有效性

级别。

（2）审计核查级别字段　提供地区建议的审计核查级别，即地区认为将圆满证明召回有效性的级别。

（3）审计／有效性核查修改框　利用本框为建议级别提供任何修改，例如，建议级别 C（10%）审计核查经销商客户以及级别 D（2%）审计核查每一个被审查的经销商的子客户不超过 5 个。当建议低级别的或不进行审计核查以及根据企业自己的记录监测召回状态时，提供企业的召回有效性历史控。本框也可用于提供对监控召回地区提议的方案，包括后续访问的时间表或审查召回状态的企业联系人。陈述 FDA 已经采取了什么行动，如检查、样本收集等。

附件 D– 健康危害评估工作表

注意：下面的健康危害评估工作表是由机构指定的。本工作表，或者相当的表格，被所有的中心健康危害委员会工作人员用于记录健康危害评估（HHEs）。

健康危害评估

1. 产品／识别号／用法（例如：单元、批号、序列号、分类号、订单号等。）

2. 企业名称、地址，识别号

3. 问题的性质

4.（1）有关于该问题的任何不良反应报告或者其他的伤害或疾病迹象的报告吗？

□无　□有 – 附上副本或说明

（2）有关于相似情况的任何不良反应报告或者其他的伤害或疾病迹象的报告吗？

□无　□有 – 附上副本或说明

（3）用户容易识别该问题吗？

□否　□是

5. 一般人群的风险是什么？

对于不含剂量信息的产品，一般人群及高危人群的产品的正常使用量是多少？

6. 哪部分人群最容易有危险？为什么？

[例如：全部种群（动物 / 种属）、婴幼儿、儿童、老人、孕妇、育龄妇女、哺乳期母亲、手术患者、免疫抑制、临床情况，食品动物，非食品动物，其他]。

是否存在任何已知的 / 可接受的不按标记的使用，该使用将增加或改变危险人群。

7. 在危险人群中，遭受任何特殊情况或疾病的个体会受到或多或少的危险吗？如果是，为什么？

[例如：免疫系统衰弱、糖尿病、心脏问题、合并用药等。]

8. 与产品使用相关的危害是什么？如需要，说明并引用文献参考。

——威胁生命的（已经引起或能够引起死亡）

——导致身体功能的永久损伤或者对身体结构的永久损害

——需要医疗或外科干预以阻止或扭转对身体结构的永久性损害或身体功能的永久损伤——临时的或可逆的（没有医疗干预）

——有限的（短暂的、轻微的损伤或疾病）

——没有不良健康后果

——无法用当前可得到的资料评估危害

说明：

9. 发生不良事件的概率是多少？

____任何时候___合理的概率___微小的___不太可能___未知

说明：

签名　　　　　　　　日期

签名　　　　　　　　日期

签名　　　　　　　　日期

召回产品：＿＿＿＿＿＿＿＿

市场评估

注意：应中心召回协调员的要求，中心的医务人员进行市场评估。本评估不应该影响健康危害。本评估仅用于警告机构工作人员潜在的药物短缺情况。，移除该产品会引起相关疾病治疗 / 预防的重大中断吗？＿＿否＿＿是 * ＿＿不适用

* 请确定任何可供选择的治疗 / 程序。

中心召回单位的召回评估

结论：对于处在危险中人群的危害 [真实的或潜在的] 严重程度？

☐产品是违法的并且存在合理的概率使用或接触该产品将引起严重的不良健康后果或死亡（Ⅰ类）

☐产品是违法的并且使用或接触该产品可能引起暂时的或医学上可逆的不良健康后果或严重不良健康后果（生命威胁或死亡）的概率非常小（Ⅱ类）

□产品是违法的并且使用或接触该产品不会引起任何不良健康后果（Ⅲ类）

□产品涉及轻微违法或不违法（退出市场）

签名：　　　　　　　　　日期

附件 D1–21 CFR 第 7 部分——健康危害评估委员会指南

FDA 召回政策（21 CFR 第 7 部分）要求对由正在召回的或考虑召回的产品引起的健康危害(实际的或潜在的)进行评估。规章(21 CFR 7.41（a）)详述了在进行健康危害评估时健康危害评估委员会要考虑的因素。一般来说，健康危害评估的目的是确认和记录以下因素：

（1）处于危险中的人群，

（2）可能会加剧或减弱危险发生的情况，

（3）在使用状态下与产品相关的危险（如标记的那样），

（4）未来发生危险的可能性

这些指南的目的是帮助委员会确认和记录在 21CFR7.41（a）中列出的在进行健康危害评估中应该予以考虑的各种因素，以及确定在召回期间应该收集和评估的其他数据和信息以证实和修改健康危害的评价。下面列出的问题不是包括所有因素，它们也不是和所有的召回情况都有关。他们的目的是把注意力集中在可能和正在被召回或考虑召回的产品有关的健康危害的重要性相关的因素上。

1.7.41（a）（1）– 由于产品的使用是否已经出现了任何疾病或伤害

（1）产品的名称（商品名和通用名）是什么？使用的适应证是什么？适用部位？

（2）已经发生了与产品的使用相关的什么情况——死亡、疾病、伤害、或其他的不良反应？

（3）有什么证据支持死亡、疾病、伤害、或其它的不良反应与产品的使用有关？

（4）产品的使用与其标签上的使用说明相符吗？（健康危害评估委员会应该根据伤害审查产品标签的充分性）。如果不符，死亡、疾病、伤害、或其他具体的不良反应是由于产品的误用导致的吗？

（5）如果是根据标签上的说明使用的产品，相关的死亡、疾病、伤害、或其它的不良反应是由于：产品失效；产品配方；产品质量（包括效力、污染等）；产品设计；e）不充分的使用说明；或；其他已知的或未知的原因？详细说明。

2.7.41（a）（2）– 是否任何现有的条件可能促成一种临床表现，这种临床情况可能会使人类或动物处于健康的危害中。任何结论应该尽可能完全地得到科学文献和 / 或结论是作出健康危害决定的个人意见的声明的支持。

（1）确定具体的临床表现（例如糖尿病、心脏问题等），如果它们存在，当接触该产品时，这可能使一个人或动物更容易经受健康危害。

（2）这些临床表现如何带来或改变接触产品的危险?

（3）这些临床表现能够掩盖或掩饰接触产品的风险吗?

（4）其他用于治疗这些临床表现的产品能促进，或相反地，减少接触产品的危险?

3.7.41（a）（3）– 对预计正在考虑使用该产品的不同群体的危害性评估，例如儿童、外科手术病人，宠物，家畜等，特别注意对那些可能处于最大风险的个体的伤害。

（1）群体使用者的普遍性是多大，如果知道的话，每一个群体使用的相对频率是什么。例如婴幼儿或儿童使用产品的百分比是多少?

（2）哪部分群体使用该产品具有最大的健康危害风险? 其他的高于"正常人"的危险?

（3）下面的任何高危群体会使用该产品吗?

婴幼儿，儿童，老人，孕妇，外科手术病人，其他（明确指出）

（4）对于已确认的每一个高危群体,产品使用的预期频率是多少?

（5）产品通常在什么样的环境中使用（例如医院、家里等）？

（6）产品使用的频率是多少（例如每天、每周等），使用的持续时间是什么（例如仅一次、一个月、终生等）？

（7）目前高危群体处于密切的医疗观察的百分比是多少？该群体中的每个人都能够容易地被观察到吗？实际上，如果需要，所有的使用者都应该纳入医疗观察吗？

合理地预期可能采取什么措施或者医疗干预而降低健康危害发生的可能性呢？例如，在造成任何异常的健康后果前病人监护能发现产品的缺陷吗？以及病人监护能完全防止医疗伤害吗？

4.7.41（a）（4）– 危险群体将处于健康危害的严重性程度评估

（1）健康危害可能是急性的（持续几天至几周）还是慢性的（持续数周至数月）？

（2）如果确实发生了，描述健康危害的严重程度。以及可能存在危险的具体的群体有哪些？用下列术语表示：

威胁生命——可能出现死亡

严重——永久性重大残疾

中度——短暂的重大残疾；永久性轻微残疾

有限——短暂的轻微残疾；折磨人的疾病

无——没有残疾或身体上预期的的疾病

5.7.41（a）（5）– 危害发生的可能性评估

（1）已经发生的死亡、疾病、伤害、或其它的不良反应的频率是多少？发生的频率与产品使用程度的相关性如何（例如植入的设备数目，处方药数量等）。这个频率是如何被记录的？

（2）如果死亡、疾病、伤害、或其它的不良反应还没有发生，估计每一危险群体发生的可能性。

6.7.41（a）（6）– 危害发生的结果（直接的或长期）评估

（1）健康危害的直接的结果是什么？

（2）健康危害的长期的结果是什么？

（3）如果正在被召回或考虑召回的产品被用于治疗一个医疗状况，有可用的替代疗法吗？

健康危害评估总结

以上面列出的问题的答案和任何与相关危险有关的其他信息为基础，陈述使用正在被召回的或考虑召回的产品发生健康危险的可能性以及产品的所有用户中使用有缺陷的产品的可能性。

另外，在建议中包含应该收集的具体数据和信息，这些应该如何和有谁进行收集和评估，以及如何确定健康危害再评估的频率。

二、展示

展示 1-1 有效性核查信件范例（行业）

收货人

姓名和地址   日期

（压敏标签）

尊敬的先生：

*年*月*日（日期），我们通过信件通知 John Doe 公司，在某地某处，正在进行召回（产品名称），集装箱大小，地区代码。所有的产品都是由 John Doe 公司生产的，并且所有的产品仅根据生产商的标签经销。

由于随后的配方的改变导致在销售渠道中具有相同商标名的产品具有不同的成分，启动了产品召回。老的配方含有成分 X，担心消费者可能收到老的配方产品。某些消费者使用老的配方产品会导致潜在的健康危害。

来自 John Doe 公司的召回通知要求收货人（批发商和零售商）不要继续销售现存的老的配方产品，并且把召回配方产品的现有库存清单返回给 John Doe 公司。

为了向 FDA 报告有关 John Doe 公司召回的有效性，要求您立刻完成并使用预付费的方式返回附在已写好地址的信封里的问卷。

如果您对此要求有任何疑问或问题，请致电（姓名和电话号码）。谢谢合作。

注意：如果该信件发送给进一步出售该产品给其他分销商或零售店的批发商，第三段应该包含召回通知要求直接收货人通过通知他们的客户有关召回情况进行二级召回的事实。

展示 1-2 有效性核查答复格式范例（行业）

收货人姓名和地址

（压敏标签）

召回有效性核查——邮件方式

JOHN DOE 公司产品召回

请阅读每一个问题并在你选择的相关答案后画"√"。请在答题前与收到本通知的任何人一起核查。

日期＿＿＿＿＿

1. 贵公司是否收到 John Doe 公司正在召回其（名称）产品的通知？

是＿＿＿＿＿ 否＿＿＿＿＿

2. 贵公司是否收到运送的被召回产品？

（如果是"否"，请签名并返回）

是 _____ 否_____

3. 您现在手头有任何被召回的产品吗？（回答前请核查库存）

是_____ 否_____

4. 如果问题 3 的答案是"是"，您打算按要求将产品退回给 ** 公司吗

？

是_____ 否_____

5. 如果问题 4 的答案是"否"，请说明您的打算。

_____

6. 您收到过有关本产品的缺点或伤害的报告吗？

是_____ 否 _____

如果"是"，请提供具体情况。

完成问卷的人的姓名：_____

展示 1–3 通过电话或个人访问进行召回有效性问卷调查核查范例（行业）

收货人姓名和地址

（压敏标签）

JOHN DOE 公司产品召回

联系收货人和确定负责处理召回通知和 / 或涉及的产品的工作人员之后，可以使用类似于下面的开头。

这是（调查人的姓名）。我要求（召回企业）核查公司召回（产品描述，包括代码）的有效性。在（日期），（召回企业）收到通知（方式：信件，电话，拜访，邮递电报等），所有可能购买（产品）的企业，所有的库存应该（返回，销毁，改进，重新标签等）。关于这次召回我有以下问题要问您：

日期_____

1. 贵公司是否收到 John Doe 公司生产的（产品名称）产品正在被召回的通知?

    是_____ 否_____

2. 贵公司是否收到被召回产品?（如果是"否"，终止问卷并转到结尾）

    是_____ 否_____

3. 您手头有任何被召回的产品吗?（回答前请核查库存）

    是_____ 否_____

4. 如果问题 3 的答案是"是"，您打算按要求将产品退回给 John Doe 公司吗？

是_____ 否_____

5. 如果问题 4 的答案是"否"，请说明您的打算。

_____

6. 您收到过有关本产品的缺点或伤害的报告吗？

是_____否_____

如果"是"，请提供具体情况。

谢谢合作。

您的姓名_____

您的职务是什么？ _____

调查人_____

日期_____

如果被调查者有任何进一步的问题，请他 / 她联系在某地某处的 John Doe 公司。

展示 1-4 召回信件范例（一般的，所有的中心）

公司抬头的信笺

日期（月，日，年）

紧急 [插入食品，药品，医疗器械，生物制品，化妆品，烟草] 召回

尊敬的□ :

联系人姓名或部门

公司名称

街道地址

城市，州，邮政编码

尊敬的 [插入消费者 / 批发商 / 生产商，等]

这是通知贵方涉及 [插入：产品名称，商标，类型，商品条形码，批号等] 产品召回。

参见附在产品上的标签 [为方便识别零售 / 用户级别的产品]。

该召回已经确认由于 [问题]。使用 [或者消费] 该产品可能 [包括任何潜在的健康危害]。

我们在 [日期] 开始发运该产品的。使用 [或者消费] 该产品可能 [包括任何潜在的健康危害]。

立即检查您的受到召回的产品的库存和隔离召回产品。另外，如果您可能已进一步分销了此产品，请确认您的客户并立刻通知他们该产品的召回。您对于客户的通知可以通过包含此召回通知信件副本的方式进行强调，或者 [您应该附上一封信通知您的客户]。

[您的通知必须包括客户应该如何处理被召回产品的说明。]

本次召回应该在 [批发]、[零售]、[顾客]、[用户] 层面上实施。感谢您的协助并且必须防止 [即消费者疾病或病人的危害]。

请尽快完成并返回所附的答复表格。

如果您有任何问题，致电 [姓名和电话号码]。

本次召回是在 FDA 了解的情况下制定的。

附件 :

姓名 :（打印）_____

签名 : _____

职务 : _____

展示 1-5 返回召回答复表格范例

[公司抬头的信笺]

插入 [产品]

插入 [批号]

请在相应的方框中打钩

□ 我已阅读并了解在 [日期] 信件中提出的召回说明。
□ 我已经核查了库存并隔离了存货。
□ 说明召回产品的处置：
　　□ 已返回（说明数量、日期和方法）/ 保存待返；
　　□ 销毁（说明数量、日期和方法）；
　　□ 重新贴标签（说明数量和日期）；
　　□ 隔离待改正（说明数量）；
　　□ 血液或血液产品已输入（说明数量和日期）；
　　□ 已植入（说明数量和日期）

附上接收 / 可能已经接收该产品的客户的清单。请通知我的客户。
是否有任何与召回 / 不合格的产品相关的不良事件？ 是□ 否□

如果是，请说明：_____

我已经核查了库存并且对存货进行了适当的处置。

请在相应的方框中打钩以描述您的业务的性质：

□批发商　　　　　　□食品服务 / 饭店

□杂货公司总部　　　□生产商

□分装者　　　　　　□医院 / 医疗设施

□零售药房　　　　　□医学实验室

□医院药房

□零售商

□其他：_____

姓名 / 头衔 电话 Email 地址	
企业名称 地址 城市 / 州	

请传真完整的答复表格至 Tel.#[插入电话号码]，收件人：[插入姓名] 或者邮件至：[插入企业名称和地址]

注意：本范例的目的是为召回企业提供指导。它可能不符合贵公司的召回策略。请对回应表格进行任何适当的修改。在发布前，最好向贵地的 FDA 召回协调员提交拟议的召回信件和答复表格以进行审查。

展示 1–6 召回信封范例

一级邮件

人名

地点

　　　　某药房

　　　　地点

　　　　（红色打印）紧急：药品召回

展示 1-7 召回分类信件通告范例（FDA 给召回企业）

Mr. John Doe, President

J. D. Laboratories, Inc.

Somewhere, U. S. A

答复：召回编号：D-000-9

尊敬的 Mr.Doe：

我们同意贵公司的决定召回（产品），编码_____由于（召回的原因）。

我们已经审查了你们的行为并得出结论符合"召回"的正式定义。这是重要的，因为对于 FDA 从市场中移除贵公司的有缺陷的产品的法律行为，你们的措施是另一种选择。本召回将在即将发布的 FDA 每周执法报告中公布。

建议贵公司在执行召回时遵循 2011 年 4 月 1 日修订的 FDA 的"执法政策 - 召回（包括产品纠正）- 政策、程序和行业职责指南"。附件是该执法政策的副本以及 FDA 的"进行召回有效性核查方法"的副本。

本召回已经被 FDA 分类为　类召回。这意味着（插入定义）。

我们的评估显示本次召回应该执行至（消费者或用户、零售、批发等）级别，该级别_____的有效性核查应该由贵公司执行。级别_____的有效性核查是（定义）。

为保证与合格的商品分开，不会无意中被使用或装运，除了贵公司的召回工作之外，保证所有返回的商品以一定的方式立刻清点、处理和储存是同样重要的。

我们在以往的类似情况下的经验表明：有缺陷的产品在召回起始与终止之间被保留的时间越长，被偶然误用的机会越大。因此，我们敦促贵公司立刻开始制定计划以销毁产品或修复它使其符合法律规定。

在本办公室调查员的监督下无论哪种方法都应该完成。

（注意：为反映对有毒产品的适当处置的关注，上述段落可以修改。）

我们要求在贵公司采取措施10天内通知我们，或者将确保召回的产品被适当的清点并保存以防止无意的使用或装运，并且提供贵公司对于返回商品的建议处置方法。

另外，我们要求贵公司每隔（每月或每两周）提交给我们的（城市）地区办公室一份召回状态报告。这些召回状态报告应该包含下面的信息：

（1）召回通知的收货人的数目，通知的日期和方式

（2）回复召回信件的收货人的人数以及收到召回信件时持有的产品的数量

（3）未回复的收货人的人数

（4）每一位联系的收货人返回或改正的产品的数量以及所占产品数量的比例

（5）已完成的有效性核查的数目及结果

（6）预计完成召回的时间表

这些定期的状态报告应该寄至：

（地区确定谁接收企业的回复。）

我们关于贵公司召回有效性的判断很大程度上以贵公司执行召回指南的情况为基础。请注意根据联邦食品、药品和化妆品法案（其它相关的法案）未能进行有效召回可能导致违法产品的扣押或其它的法律制裁。

贵公司对该信件的回复应该寄至：（地区主管）。

贵公司在这件事上的合作对于保护一般公众显然是重要的。

地区主管
____地区

展示 1-8 无效召回信件范例

Mr. John Doe, President

J. D. Laboratories, Inc.

Somewhere, U. S. A

尊敬的 Mr.Doe：

这证实了我们与贵方的电话交流 / 访问，即对于贵公司（产品的）
的＿＿＿＿＿类召回的审计表明在（批发商、批发、零售等）级别
的召回是无效的。本决定是以事实（例如，详细的审计结果）为
基础的：

1. 审查贵公司提交的召回状态报告发现收货人数目与类型与贵公
司的召回信件不一致。

2. 审查贵公司的文件发现（数目）批发商没有启动次级召回。

3. 由 FDA 进行的审计核查发现。

因此有理由认为仍然有有缺陷的产品在这些承销商手中。

要求贵公司在（＊）天内通知我们计划纠正这种情况采取的措施。

（＊）Ⅰ类召回 2 天

Ⅱ类召回 5 天

Ⅲ类召回 10 天

地区主管

＿＿＿地区

展示 1-9 终止召回信件范例

Mr. John Doe, President

J. D. Laboratories, Inc.

Somewhere, U. S. A

尊敬的 Mr.Doe ：

FDA 完成了对贵公司关于召回（产品）、（地区代码）、（召回编号）行动的审计。我们的结论是召回已经完成并且适当地处置了召回产品。因此，FDA 认为召回终止。

这封信的目的不是要表明 FDA 不会建议与这件事有关的民事的或刑事的法律行为。它不会减轻您或您的公司应采取一切必要的措施以确保以后遵守食品、药品和化妆品法案（或者其它相关的法案）的责任，。

地区主管

＿＿＿地区

展示 1-10 召回分级通知和终止信件

答复：召回编号：No. Z-000-5

Mr. John Doe, President

J. D. Laboratories, Inc.

Somewhere, U. S. A

尊敬的 Mr.Doe：

来信通知贵方：食品药品管理局同意贵方的决定，由于（原因），将批号 / 代码为（）（产品）（从市场上和零售商、用户、医院、消费者等层面召回或进行现场改正）。

我们已经审查了你们的行为并认为其符合 FDA（I, II, 或 III）类召回的定义，这就是（引用 21 CFR 7.3（m）所述的分级定义）的情况。召回已在 FDA 的召回网页上发布（必要时，可在这一事项上加上对于中心建议的有效性核查水平和企业完成满意度的陈述）。

提供给 FDA 的信息表明召回已经结束并且召回产品已经得到了适当的处置或你们已经完成了改正行为。因此，FDA 认为召回已终止。

这封信的目的不是要表明 FDA 不会建议与这件事有关的民事的或刑事的法律行为。它不会减轻您或您的公司应采取一切必要的措施以确保以后遵守食品、药品及化妆品法（或者其他相关的法案）的责任

地区主管
____地区

展示 1-11 审计核查格式要求

标示："审计核查要求 – Ⅰ、Ⅱ、Ⅲ类，级别 A、B、C 或 D"

包括下面的信息：

1. 召回编号

2. 被召回产品的描述，包括型号

3. 代码：批号或序列号

4. 召回企业 / 生产商

5. 召回的原因

6. 进行审计核查的编号、级别及类型

7. 直接收货人（尽可能）

8. 召回企业的企业识别代码

向收货人所在地区提供该公司召回信件的副本或引用适当的部分，以便执行核查的工作人员能够判定收货人是否遵守了召回企业的指示。可能的情况下，包括召回信件指向的人员的姓名，职务和部门。

列出要求的任何额外的但不完全包含在审计核查报告表格中的资料。提供任何具体的报告说明。

展示 1-12 审计核查报告指导 / 说明

注意：每次审计核查完成一个表格；然而，项目数据可能包含大量的审计核查。

1. 召回信息

a. 召回编号 – 输入中心分配的召回编号。如果涉及不止 1 个编号，输入前置编号。

b. 召回企业 – 提供负责发布召回通知的企业的名称和地址。

c. 召回产品代码 – 提供召回产品的批号、批次或序列号

d. 产品 – 提供召回产品的名称。如果涉及大量的产品，使用通用术语，例如，冰淇淋，干果等。

2. 项目数据

仅当信用表用于项目数据报告的时候要求完成第 2 部分。表格 FDA2123 也可用于报告审计核查数据。如果时间是选择在 FDA2123 表或者另一个 FDA3177 表上公布，在方框内打钩并且不用完成第 2 部分。

a. 完成地区 – 输入进行审计核查的地区代码。

b. 所在地区 – 输入列在 1b 中的召回企业所在地的地区代码。

c.审计核查执行代码 – 执行代码 17，已经预先打印。

d.执行日期 – 提供进行审计核查的日期。当公布多个核查时，使用最后的审计日期。

e.中心档案文件编号或企业识别代码（FEI）– 提供列在 1b 里的召回企业的中心档案文件编号（CFN）或企业识别代码（FEI）

f.项目分配代码（PAC）– 输入合适的 PAC 代码。

g.雇员 – 不言自明

h.提供进行访问和电话审计的细目表。每种类型核查的时间应按在时间栏下列出。

3.客户核查：已设计好表格，可用于经销的第三级子客户，即，在二级经销商下游分销链的收货人。

4.收货人资料："收货人"是正在被核查的账户。要求的资料是不言自明的。

5.通知资料：填写在适当的区域。收货人收到一份具体的书面的、口头的或者个人联系的召回通知了吗？从谁那儿以及什么时候收到的通知？

6.行动和状态资料：不言自明

7.需要二级召回：在版块 10 描述企业的次级召回程序，或者给出不进行二级召回的原因。如果企业无正当理由而拒绝进行次级召回，在版块 10 包括地区的后续工作或者单独的备忘录。

8. 不需加以说明

9. 不需加以说明

10. 注意：提供 1-9 中没有包含的所有的信息，帮助评价收货人的召回有效性。

召回审计核查报告将由进行核查的个人签名，同样，给监督地区的召回审计核查报告也由此个人签字。

展示 1-12A 审计核查报告

1. 召回信息
a. 召回编号
b. 召回企业
c. 召回产品代码
d. 产品

2. 项目数据（以前提交的核查表）（如果根据 FDA2123 的报告是不完整的）
a. 执行地区代码
b. 所在地区代码
c. 执行代码 -17
d. 执行日期 - 年 月 日 e. 召回企业的中心文件编号

f. 项目分配（PAC）代码

g. 雇员 – 所在地区、职位、人数 h. 类型 – 拜访 / 电话核查

3. 财务审核

a. 一级客户

电话号码_____

b. 二级客户

电话号码_____

c. 三级客户

电话号码_____

4. 收货人资料，联系通过 [] 电话 [] 访问 [] 其它

a. 被联系人的姓名、职务和日期

b. 收货人类型

□批发商　　□医生

□零售商　　□医院　　□其它

□加工者　　□药房_____

□消费者　　□饭店

c. 承销商处理被召回的产品了吗？

□是　　□否

5. 通知资料

a. 收到正式的召回通知了吗？

（如果是"否"跳至项目 6c）

□是　　□否　　□能确定

b. 收到的召回通知来自于：

□召回企业

□直接客户

□子客户

□其他（明确指出）_____

c. 通知日期

d. 收到的通知类型（例如，信件、电话）

6. 行动和状态资料

a. 收货人遵循召回指令了吗？（如果是"否"，在项目 10 中讨论，在与 FDA 联系后采取行动）□是□否

b. 通知时手头被召回产品的数量

c. 召回产品的现状

□退回　□销毁

□纠正

□手头没有

□仍持有待售 / 使用（保证适当隔离 / 措施）

□持有待退回 / 纠正（* 保证适当隔离 / 措施）

d. 处置日期和方法

7. 需要次级召回？

收货人分发给其他客户了吗？（如果是"是，在"注意"中或备忘录中给出详细说明"）□是□否

8. 现在手头的召回产品的数量。

9. 伤害 / 投诉

收货人知道伤害、疾病或者投诉吗？□伤害□投诉□疾病□没有

如果答案不是"没有"，在单独的备忘录中报告具体情况给监督地区，副本给执行和进口业务办公室（OEIO）/ 执行部门（DE）（HFC-210）。

10. 注意（如果产品仍然可供销售或使用，采取的行动）

To:　　　　　　　　日期：＿＿＿＿＿＿

签名：＿＿＿＿＿＿＿＿

消费者安全监督官员（SCSO）或召回协调员签名：＿＿＿＿＿＿

消费者安全官员（CSO）/ 消费者安全调查人员（CSI）签名：＿＿＿

地区：　　　　　　核查日期：

展示 1-13 一类召回每周状态报告（可选用）

监督某一类产品召回的地区会被要求由召回协调机构（CRU）或执行和进口业务办公室（OEIO）/执行部门（DE）提交一份每周状态报告（根据审计方案，二类召回也要求提交每周状态报告）。一旦要求提交报告，他们必须在每周五下班前准备和提交。

提交的数据会根据个人的召回情况有所变化，但通常应包括以下要点：

主题：状态报告、一类（或二类）召回、召回编号

产品：

召回企业：

I. 企业活动总结

1. 得到通知的收货人的数目和类型、通知日期和通知方式

2. 答复召回通知的收货人的数目

3. 未答复的收货人的数目

4. 所做的有效性核查的数目和结果

5. 企业在召回过程中遇到的重大问题

6. 企业采取的其他任何完成召回的行为

II. FDA 审计活动总结

1. 指定审计核查的日期和编号

2. 完成审计核查的数量

3. 查明召回有效的审计核查的数量

a. 一级客户

b. 二级客户

4. 查明召回无效的审计核查的数量

a. 一级客户

b. 二级客户

5. 核查中遇到的重大问题

提供任何其他的有关中心和执行和进口业务办公室（OEIO）/ 执行部门（DE）召回过程有效性评价的信息。

附录 A 州审计表格

1. FDA 3177 表格

FDA3177 表格（召回审计核查报告），通过联系地方 FDA 召回协调员可以得到。

按照下面的指示完成表格。注意：每一个审计核查完成一个表格。版块 1. 召回信息

a. 召回编号：留空

b. 召回企业：提供负责发布召回通知的企业的名称和地址。

c. 召回代码：提供召回产品的批号、批次或者序列号。

d. 产品：提供召回产品的名称。如果涉及的产品很多，使用通用术语，例如：冰淇淋、干果等。

版块 2.项目数据：留空

版块 3.客户审核：设计好表格，可以用到第三级经销商。如果客户已知，为你的访问完成适当的版块。

版块 4.收货人资料："收货人"是正在被核查的客户。要求的资料是不言自明的。

版块 5.通知资料：填进适当的版块。收货人收到一份具体的书面的、口头的或者个人联系的召回通知了吗？从谁那儿以及什么时候收到的通知？

版块 6.行动和状态资料：不言自明

版块 7.需要次级召回？在版块 10 中描述企业的次级召回程序，或者给出不进行次级召回的原因。如果企业无正当理由而拒绝进行次级召回，在版块 10 包括地区的后续行为或者准备单独的备忘录。

版块 8.现在手头的召回产品的数量：不言自明

版块 9.伤害 / 投诉：不言自明

版块 10.注意：提供 1-9 中没有包含的所有信息，以帮助评价收货人的召回有效性。

签名版块：补充审计报告由进行有效性核查的个人在标注 "CSO/CSI 签名"处签名；同样，此个人需在给监督地区的报告中中签名。

2. 其他表格

如果州工作人员希望用不同的表格记录在其召回审计访问中得到的资料，他们应该确保至少要获得下面的信息，加上监督地区或者所在地的 FDA 地区办公室要求的任何额外的信息：

（1）会见人员的姓名和职务。

（2）收到、了解、领会通知了吗？

（3）通知的日期和方法。

（4）通知时手头的召回产品的数量。

（5）退回的数量及退回方法。

（6）销毁的数量及销毁方法。

（7）目前手头的数量及其状态（持有销售、等待退回等）。

（8）预计退回或销毁的日期，及计划的方法（如果适用）。

（9）进行次级召回了吗？（如果是，获得一份收货人的清单并从中选择次级召回核查的地点。）

（10）已收到伤害报告或者投诉了吗？如果是，报告细节。

3. 其他材料

除了任何支持性的召回材料，例如新闻稿，技术指南等，FDA 召回监督地区可以提供州工作人员审计任务（以及召回有效性核查的级别）。

FDA

第二章
应急程序

有关本章的所有的问题直拨 FDA 应急处理中心（EOC）电话，HFA-615，866-300-4374（24 小时）。

第一节 | **目的**

为美国食品药品管理局总部和现场工作人员阐述根据行政命令12656、各种总统决策文件、斯塔福德灾害救济和紧急援助法案（斯塔福法案）和国家响应计划等起草的应急管理程序。

第二节 | **简介**

该程序为 FDA 立即采取行动提供指导，这些行动是为了保护公众远离污染的或有缺陷的 FDA 监管的产品，或者在利用或开发 FDA 监管产品的情况下提供指导。及时的应急行动依赖于迅速而有效的报道和对重大事件或者关于 FDA 监管产品的投诉进行的调查。这些事件包括化学和生物恐怖事件、化学制品泄漏影响食品和动物饲料的供应、自然灾害、辐射事件和食物传播的疾病的暴发等。

应急警报系统作为该程序的一部分，是将应急事件直接电话通知 FDA 的应急处理中心（EOC）、HFA-615、危机管理办公室、专员办公室。该警报系统利用的信息来自于很多 FDA 内部资源（例如消费者投诉系统、药品不良反应、产品缺陷、辐射释放和其他的监测报告系统）。EOC 也可以从外部资源获得信息，包括其他的联邦或国家机构、外国卫生行政人员、企业和各类出版物。FDA 根据事故指挥系统（ICS）进行响应操作。EOC 通过推进快速的和早期的信息的分享以及提供给往来于 FDA 总部、中心和现场办公室得到的实时的情况感知，协调 FDA 对紧急情况的反应。

EOC 得到超过 40 个 FDA 总部、中心、地方和辖区办公室的多层次的网络支持。

1. 突发事件的定义

根据本程序制定的目的，这里对"突发事件"的定义是："一种需要立即采取行动的不可预见的罕见情况或者结果状态。"

2. 本程序用于对计划、监测、协调及引导 FDA 对以下情况的反应提供指导

（1）国家紧急状况（例如内乱、主要的交通和工业罢工、恐怖主义活动、难民危机等）；

（2）自然灾害（例如飓风、洪水、地震、龙卷风、火山喷发等）；

（3）人为的灾难（例如放射性事故、化学制品泄漏、有毒废物的问题、空气污染问题等）；

（4）伤害和疾病投诉或贿赂报告（例如食品、药品、生物制品、化妆品、医疗器械和放射性设备、兽药产品）；

（5）流行病学调查（例如食物来源的或其他病原体相关的疾病暴发和不良反应等）；

（6）机构应急预案（例如响应攻击的应急准备计划的规划、开发、实施和测试）。

3. 和召回的关系

突发事件调查期间可能进行产品召回；如果是这样，应该很好地遵循本手册第一章中的程序。进展顺利的缺陷产品的召回本身不会激活这个程序。

第三节 ｜ 职责

一、总则

对 FDA 来说，对潜在的突发事件的警报几乎是每天的例行工作。在某种程度上，该机构设计了稳定的组织体系以适应大、小的突发事件。在紧急情况下，保持每个人的分工和职责与在 FDA 各单位职能和职位描述中都已列明的正常的功能和义务相一致是非常重要的。

EOC 是对关于潜在的突发事件的初步信息进行审查的中心，以及对严重事件的早期识别和恐怖主义的潜在的活动及其爆发提供帮助。监测突发事件警报信息、协调调查和科学评价是 EOC（HFA-615）的主要责任。涉及高传染性的疾病包括SARS、禽流感、WNV（西尼罗河病毒）、疟疾等的任何突发事件，化学的、生物的或放射性突发事件，请联系 EOC，电话 866-300-4374 或传真 301-847-8544。

二、突发事件声明

这个程序包括引导公众知晓存在紧急情况的监测调查的机制。当条件许可时，在调查过程中希望各相关中心和辖区办公室建立协同合作单位。在某些情况下，需要通过一份正式的突发事件声明来启动机构中相关的紧急情况协同单位。其他情况下，不需要正式的突发事件声明，因为所有的协同单位正在行使职责。

关于 FDA 是否应该依据本程序采取应急行动，如果各办公室间存在分歧或者存在不确定性，应立刻电话通知危机管理办公室或者 EOC。危机管理办公室主任以及监管事务副专员或其指定人员，在与 ORO 和相关中心协商后，来决定是否执行该程序，并通知相关的办公室。

第四节 | **突发事件通告**

有各种各样的术语（例如警报、案件、嫌疑犯、初步措施等）被用于描述突发事件的分析或调查阶段的状态。这导致了工作人员对紧急状态的识别和管理的混淆和误解。因此将用以下术语来描述突发事件通告的状态。

一、警报

在没有支持信息的情况下，当收到以下类型的信息时应该发布警报。

1. 与疾病 / 伤害或非预期的不良反应有关的未经证实的产品报告。

2. 存在毒性（化学的、放射性的或微生物的）物质的未经证实的报告。

3. 人为灾难（石油泄漏、放射性事故）或自然灾难（飓风、洪水、龙卷风）的报告。

4. 确认宣布流感暴发第 4、5、6 阶段（WHO）；美国政府响应计划中的第 2、3、4、5 阶段。

二、 假设

经过分析、检查、调查等得到的信息强烈提示紧急情况的存在。可以应用假设描述下列情况。

1. 流行病学数据提供了疾病、伤害或非预期的不良反应与产品之间的显著的关联。

2. 可靠实验室的原始分析结果揭示了监管的产品中的有毒化学物质、放射性物质或微生物达到显著水平，但是尚未完成确认。

3. 石油泄漏已漂流到捕鱼区。

4. 发生放射性事故并且放射性物质已经释放出来，但是程度未知。

5. 洪水造成保存监管产品的地区的财产损失。

6. 突发事件在海外多地区广泛暴发得到确认（WHO 的第 6 阶段；美国政府响应计划的第 3 阶段）。

三、确认

通过实验室分析、现场调查、流行病学数据分析或综合分析已经确认了问题的存在。为了确认问题的存在，也可以从另一个政府机构或其他已知的可靠来源获得信息。美国的第一例人类大规模流感事件已经确认（WHO 的第 6 阶段；美国政府响应计划的第 4 阶段）。

四、突发事件调查的终止

当不可能获得确认突发事件存在的信息时，可以在警报或假设阶段终止突发事件调查。然而，在所有的案例中，EOC 将试图确认问题的来源和范围，给出相关的危害。在确认了突发事件时，FDA 行动的深度和广度取决于以下因素。

1. 相关产品的州际分配。

2. 其他联邦、州或地方政府在控制问题上的努力。

当其他联邦、州或地方政府能够更有效地处理问题时，FDA 将结束对突发事件的调查，这时 EOC 可以逐步解除依据程序建立的临时突发事件团队或单位。EOC 应该与调查机构保持联系直到得出结论。随着 FDA 突发事件调查的完成，依据程序设立的临时突发事件团队或单位在咨询 EOC 后才可以逐步解除。

第五节 | **辖区操作规程**

一、24 小时通信系统

每一个辖区办公室将保持一种一周 7 天、每天 24 小时的联系方式，应急情况下总部可以通过该方式与之进行联系。应该向 EOC 确认每一种指定的联系方式，包括家庭电话号码。联络地点的改变应该及时报告给 EOC。每一辖区将建立和保持内部通信程序，同时给城市、农村、州政府和联邦机构的地方办公室提供合适的联络人及公告系统。

二、应急警报

所有的自然灾害或人为灾害以及与 FDA 监管的产品相关的显著可疑的或实际的不良反应的报告，需要立刻通过电话报告给 EOC，但是当没有电话时，也可通过电子邮件或传真、发短信或其他的通讯方式向 EOC 报告。确定的或总结性的报告可以通过电子邮件 Emergency.Operations@fda.hhs.gov 或传真（301-847-8544）进行发送。对突发事件特性及影响的报告应尽可能包括以下信息。

1. 产品描述，包括包装尺寸和类型；确认生产商、批号和产品代码。

2. 如果知道的话，可疑产品的可能的或实际的分销模式。

3. 对与产品相关的疾病或伤害的描述，包括症状、起始时间和持续时间，以及受害者的姓名、住址、年龄、性别，对相关的医院和医务人员及其电话号码的确认。

4. 协调 FDA 和州、地方及其他的联邦工作人员之间所采取的行动步骤。以及州和 / 或地方工作人员所采取的任何独立的行动。

5. 企业采取的行动、纠正措施、召回或媒体报道。

除了上面提到的以外，与火灾、大风、洪水、遇难、爆炸、罢工、内乱、秘密行动、大规模流感、放射性事故等有关的灾害，也需要报告下列内容。

1. 健康危害的程度或与 FDA 活动相关的其他问题。

2. FDA 设施受影响或可能受影响的程度。

三、调查指南

详细的调查程序参考 IOM 第八章 调查。

四、应急管理

（一）与 EOC 协作

EOC 是负责协调相关的辖区办公室、中心、HQ 办公室、其他联邦、州和地方机构之间所有突发事件的主要部门。一旦发生突发事件,该中心会指定一名工作人员监督每个事件的进展。然而,EOC 的全体工作人员也时刻关注事件的进展,必要的时候能够成为其后援。

涉及突发事件的其他的办公室和机构也将确定一个联系人进行交流。

（二）牵头行政区

当 FDA 依据 ICS 作出回应时,发生突发事件的行政区（居民生病或发生灾难的行政区）将在调查中起牵头作用,负责确定突发事件的原因、管理现场的作业,同时为机构确认健康危害获得必要的信息。

如果在调查期间发现其他行政区的企业要对突发事件中涉及的产品负责,那么"牵头行政区"的称号将转移给责任企业所在地的行政区。

对"牵头行政区"的任何改变应该得到 EOC 的同意。

在某些广泛的突发事件中,涉及一个以上的责任企业时,那么由 EOC 担任牵头角色而不指定"牵头行政区"。

"牵头行政区"将确定一个临时的应急管理团队，由行政区主管或指定的区工作人员和一个协调员共同领导。团队人员的确切数目和人员的组合将由行政区决定。在应急处理过程中，对现场工作人员在行政区之间的重新分配，应该直接上报给地区营运办公室（ORO）。

（三）行政区应急协调员

突发事件发生后，应该立即任命一位资深的员工作为应急响应行动的协调员。通常此人应该被安排在牵头行政区办公室以方便沟通和记录审查。在一个分布广泛的突发事件中，必要时，相关行政区可以增加协调员。为了跟踪突发事件和保持必要的沟通，协调员负责对采取的应急措施提出建议。

具体应该包括部分或全部的下列步骤。

1. 调查分析

（1）给行政区工作人员分配任务，使机构工作人员获得必要的信息以评价突发事件的健康危害。

（2）监督分配的工作以确保及时完成。

（3）安排与调查员持续联系以保持信息畅通。

（4）通过 EOC 寻求与调查、所需的样本等有关的技术指导。

（5）与现场科学部、ORA 商议，决定把样本提交给合适的实验室，同时告知该实验室尽可能快速地分析,以便能够做出必要的准备。

2. 保持沟通

(1)将调查和分析进展通知相关的行政区和地区管理人员。

(2)准备每天的状态报告。

(3)联系介入调查的相关的州和地方政府。

(4)作为当地 FDA 关于突发事件的新闻报道联系人,协调员或其他指定的工作人员和总部一起为新闻报道准备发言稿。

注意:FDA 现场和总部员工可能需要面对媒体关于正在进行的调查的询问,当无法回答时首先要寻求公众事务办公室(OPA)的指导。这些员工必须站在个人的立场上评估形势和媒体的请求并作出合适的回应。可能的话,应将媒体的请求移交给一线主管或上层领导。除非特别授权,只有那些在职位描述中包含和新闻媒体沟通的员工才可以向媒体发表声明。

必须小心确保发布及时、准确、完整并经授权的信息。

重大突发事件的新闻报道应该立刻报告给 EOC。EOC 将通知专员办公室、OPA、DFSR 和其他的新闻报道办公室。州和/或企业发布的当地新闻稿的副本应可能快地传真给 EOC。

3. 文件记录

（1）应该保留从最初的警报开始的突发事件的按时间排列的大事记。大事记应该经常更新，因为机构或部门的工作人员发布紧急通知时需要这些资料。

（2）涉及突发事件的重要的电话交流应该被记录在案（由参加者记录），并每天提交给 EOC。

（3）统计数据如分析的样本数、所做的检验、报道的伤害数、查封的农场数等应该在此过程中尽早开始统计并保存。

（四）现场指挥部的位置

FDA 的牵头行政办公室（或一个大的常驻站）通常作为 FDA 的现场指挥部，因为具有可用的通信设备。如果应急是在一个州的没有良好装备的 FDA 办公室，可以考虑将 FDA 现场指挥部放在合作的牵头州政府机关。

五、报告

（一）状态报告

在应急高峰期间，行政区的应急协调员应该每天上报状态报告：通过电子邮件 Emergency.Operation@FDA.hhs.gov 或传真（301-847-8544）给 EOC，同时将副本给中心负责应急协调的单位。这些报告的副本也应该通过所有参与调查的行政区呈提交给"牵头行政区"。当不需要频繁提交状态报告时 EOC 将明确指出。状态报告应该以公告形式，强调关于突发事件的重要的信息（例如调查、分析、公众事件、协作机构、科学的和法院的问题）。

EOC 将和合适的中心协调员一起促进行政区间的联系。

（二）报告打印稿

与原始警报和随后的调查相关的所有报告的副本应该提交给负责的中心和 EOC。每一份提交的报告必须包括产品名称和产品代码以便 EOC 能够进行适当的归档。应急产生的投诉报告、备忘录、收集报告、建立检验报告、分析报告、跟踪调查、监管行动和/或召回建议的副本都应该提交。除非指定一个具体的中心办公室来接收打印稿，否则应急报告的打印稿应提交给以下中心。

1.FDA 的食品安全与应用营养中心（CFSAN）

食品安全与应用营养中心（Center for Food Safety and Applied Nutrition）
食品防护、沟通和紧急响应办公室（Office of Food Defense, Communication and Emergency Response）
应急协调和响应团队（HFS-015）主管（Supervisor, Emergency Coordination and Response Team（HFS-015））
5100 Paint Branch Parkway，Room 2B-014
College Park，MD 20740-3835

2.FDA 的药物评价与研究中心（CDER）

药物评价与研究中心（Center for Drug Evaluation and Research）

反恐与应急协调办公室（Office of Counter-Terrorism & Emergency Coordination）

10903 New Hampshire Avenue

Building 51，Room 3342

Silver Spring，MD 20993

3.FDA 的生物制品评价与研究中心（CBER）

生物制品评价与研究中心（Center for Biologics Evaluation and Research）

合规性和生物制品质量办公室（Office of Compliance and Biologics Quality（HFM-650））

检查和监测部（Division of Inspections and Surveillance）

1401 Rockville Pike

Rockville，MD 20852-1448

4.FDA 的医疗器械与放射健康中心（CDRH）

所有的报告应提交给：

医疗器械与放射健康中心（Center for Devices and Radiological Health）

合规办公室（Office of Compliance）

10903 New Hampshire Avenue

Building 66

Silver Spring，MD 20993

对于涉及辐射或放射性物质的释放事件的报告应提交给：

医疗器械与放射健康中心（Center for Devices and Radiological Health）

通信、教育和辐射项目办公室（Office of Communication, Education and Radiation Programs）

乳腺放射成像质量和辐射项目部（Division of Mammography Quality and Radiation Programs）

10903 New Hampshire Avenue

Building 66, Room 4676

Silver Spring, MD 20993

5. FDA 的兽药中心（CVM）

兽药中心（Center for Veterinary Medicine）

合规和监督办公室（Office of Compliance and Surveillance）

合规部门（Division of Compliance（HFV-230））

Metro Park North 2, Building #4

7519 Standish Place

Rockville, MD 20855

6.FDA 的烟草制品中心（CTP）

烟草制品中心（Center for Tobacco Products）

合规和执行办公室（Office of Compliance and Enforcement）

执行和生产部门（Enforcement and Manufacturing）

9200 Corporate Blvd

Rockville, MD 20850

7.FDA 的应急指挥中心（EOC）

应急指挥中心（Emergency Operations Center，OCM/OC）

10903 New Hampshire Avenue

Building 32，Room 1359

Silver Spring，MD 20993

（三）最终报告

当任何突发事件的调查（例如灾难或内乱）终止时，牵头行政区将提交一份最终的书面总结给 OC/OCM/EOC，同时提交一份副本给责任中心的应急协调单位。这份总结是根据以前的报告、会议记录、大事记以及协助工作人员的报告进行准备的。

第六节 | **总部操作规程**

一、FDA 应急指挥中心

FDA 应急指挥中心将监测所有的应急警报 / 调查，并且作为全局范围内和管理局内部的核心部门，对有关突发事件的发展状况和现行状态进行一周 7 天、每天 24 小时的通报。

（一）应急警报

FDA 总部从消费者和 FDA 外部的其他来源获得的最初的应急警报将报告给 EOC。如果涉及潜在的健康危险，EOC 将立刻电话通知现场工作人员。如果其他总部请求调查，则可将请求直接报告给执行该事务的行政区或现场办公室，同时发送副本给 RFDD、ORA 和其他的指定的中心或办公室。

（二）EOC 24 小时电话联系

下班后，或者当指挥中心下班时，可以拨打 24 小时应急电话，按照应答服务进行处理。如果打电话的人认定这是应急电话，应答服务将通过手机或传呼机联系晚上值班人员（LDO）或替代的晚上值班人员（ALDO）。

FDA 24 小时应急指挥电话号码为：866-300-4374。

（三）总部协调

对于重要的应急警报或当任何调查达到一定阶段时，EOC 将立即通知相关的现场办公室、中心应急协调单位和监管事务办公室。当进行或将要进行公开的新闻报道时也将通知公众事务办公室（OPA）。当涉及或可能涉及国会利益时将通知立法事务办公室（OLA）。EOC 将来自于现场办公室的有关州和地方活动 / 行动 / 协议的所有报告的副本，以及发布的任何新闻稿提交给 DFSR。EOC 将准备定期更新关于警报 / 调查的状态报告。这些报告将由专门人员送给 HF-1、HF-4、HFC-1 和 HFC-100/101。副本将通过电子邮件的方式发送给其他的总部办公室、责任中心和其他相关的单位。

EOC 将准备由灾难、内乱或其他突发事件部门所要求的所有的报告，以便在 ORA 总部内部和 DHHS 内相关的办公室进行分发。

（四）机构间的联络

根据本章第七节，EOC 将与其他联邦机构的总部办公室协调有关突发事件的信息。当涉及到与加拿大或墨西哥的贸易时，将由 EOC 与国际项目办公室（OIP）合作进行协调。当涉及到其他国家政府时,EOC 需立即通知 OIP,以便双方协调共同维护交流渠道。

二、中心应急协调单位

所有的中心将保留应急协调职能部门，作为与 EOC 进行中心间相互交流的活动中心。中心与 ACRA 合作，在各自的项目领域负责科学评价和政策决策。当依据第七节与其他机构间协同处理突发事件时，中心将尽可能地继续正在进行的机构间联络活动。

每个中心已经确认第五节第五部分中所列的办公室作为其协调单位。这些单位（除了 CDRH/辐射项目部）位于中心的合规办公室内，主要推进与突发事件有关的召回和／或事件进展活动。辐射项目部是管理放射性突发事件的中心，这些突发事件涉及辐射或者放射性物质的排放，会影响 FDA 监管的产品的或要求使用 FDA 监管的产品以减轻排放造成的影响。辐射项目部位于乳腺放射成像质量和辐射项目部/CDRH 内。

（一）办公室间的交流

中心的应急协调职能部门将提供一个电话号码，该号码在应急的任何阶段都可以和 EOC 进行联系。同时在适合召开小型会议的房间或办公室内配备免提电话。

（二）下班后的交流

每一个应急协调职能中心将提供给 EOC 一个电话清单，以确保一周 7 天、每天 24 小时都能进行交流。（将继续努力评价不同的电子通信系统以取代电话清单）

（三）报告

中心应急协调员将保留与现场协调员类似的中心活动的简要的大事记。当收到牵头行政区的最终报告的副本时，中心在审查行政区报告的时候将使用大事记。接着中心将在 EOC 准备突发事件的最终报告前将其意见发送给 EOC。

三、监管事务办公室（ORA）

危机管理办公室 /EOC 是专员办公室内进行应急行动和交流的中心。ORA 接收的任何信息将酌情与危机管理办公室、执行专员和副专员以及其他的工作和非工作时间内的副专员讨论。恰当的话，这并不妨碍由地方指挥办公室主任中心主任或 EOC 的主任、副主任立刻报告重要的应急信息给执行专员 / 副专员。

（一）政策声明

危机管理办公室和监管事务副专员或指定人员，和相关中心及 ORO 一起研究 / 讨论 / 批准应急情况下所需要的每个新的或经过修订的监管政策。

（二）ORA 电话清单

EOC 工作人员在非工作时间内给 ORA 工作人员打电话的顺序如下：

1. 监管事务副专员；

2. 地方指挥办公室主任；

3. 监管事务助理副专员；

4. 监管事务助理专员；

5. 执法办公室主任；

6. 资源管理办公室主任。

四、联邦与州之间的关系 /ORO

联邦 – 州关系部（DFSR）与地方或行政区协作，将在应急情况下协调州与地方机构之间的关系。

DFSR 将维护 FDA 与州政府、主要城市政府和毒品控制中心间的的快速交流系统。DFSR 也将继续与 ORO/ 州协会一起努力研究统一的应急操作指南。

（一）在应急情况下 DFSR 职责

1. 确保通知政府办公室该州的重大的已经确认的突发事件。

2. 通知所有的州关于涉及两个或更多个州的突发事件。指出进入贸易的潜在的问题产品或问题产品。

3. 为各州在应急情况下准备（或分配）所需要的信息，同时确保充分通知到各州关于在特定的突发事件情况下机构能提供给他们的行动建议。

（二）在日常工作中 DFSR 职责

保管好显示主要的国家组织职责的目录，包括关键的国家工作人员的姓名、电话号码、地址，以及快速获取全国范围内各州和地方对 FDA 应急行动的援助所需的其他资料。

第七节 | **部门间的协作**

在应急情况下，FDA 与联邦、州和地方政府机构的联络必须是有效的，以确保资源分配有效、政策明了以及角色明确。考虑到不同的应急情况下联邦机构职责的多样化以及州和地方政府组织与联邦模式的差异，在既定情形下机构之间如何合作取决于突发事件以及突发事件发生的地区。

在应急期间，EOC 将协调所有部门间的联络行动，同时负责与主管联邦机构总部办公室之间建立联系。牵头行政区与主管联邦机构的现场办公室之间建立联系。EOC 和 CDRH 的乳腺放射成像质量和辐射项目部将共同承担放射性的突发事件的跨部门联络。

牵头行政区与其他的调查行政区两者共同与主管国家机构之间建立联系。在执行职责的过程中，国家机构经常需要取得地方机构、大学和其他单位的援助。通常通过地方政府的协调努力使得 FDA 的工作遍及各州。依靠各州政府，FDA 行政区办公室才有可能直接与地方机构进行合作。

一、应急情况下 FDA 的协作机构

这些机构可分为以下五大责任领域。

1. 总体应急管理；

2. 消费品方面的应急管理；

3. 环境方面的应急管理；

4. 人类健康方面的应急管理；

5. 动物健康方面的应急管理。

二、联邦机构清单

（一）总体应急管理机构

1. 联邦应急管理局（FEMA）/ 国土安全部（DHS）；

2. 公众健康服务应急部；

3. 协调员（PHS）。

（二）消费品方面的应急管理机构

1. 食品安全检查局（USDA）；

2. 消费品安全委员会（CPSC）；

3. 国家海洋渔业局，国家海洋和大气管理局（NOAA）/ 美国商务部（USDC）；

4. 国防后勤部；

5. 国防部（DOD）；

6. 合同执行服务部；

7. 退伍军人管理局（VA）；

8. 环境保护局（EPA）；

9.FIFRA 产品环境保护局；

10. 联邦调查局（FBI）。

（三）环境方面的应急管理机构

1. 环境保护局（EPA）；

2. 国家海洋和大气管理局（NOAA）

3. 美国海岸警卫队（漏油污染）（USCG）；

4. 核监管委员会（NRC）；

5. 能源部（DOE）；

6. 交通运输部（DOT）。

（四）人类健康方面的应急管理机构

1. 卫生与人类服务部—秘书工作中心（SOC）；

2. 疾病控制和预防中心（CDC）；

3. 国家环境卫生科学研究所；

4. 职业安全与卫生管理局（OSHA）；

5. 美国国防部（DOC）。

（五）动物健康方面的应急管理机构

1. 动植物卫生检验服务部（USDA）；

2. 国家动物疾病实验室（USDA）；

3. 美国鱼类和野生动物管理局（USDI）；

4. 疾病控制和预防中心（CDC）。

三、州和地方机构清单

具体包括总体应急管理办公室（州长办公室或州长指定的应急联系处），以及负责消费品、环境、人类健康、动物健康、农业等方面的应急管理机构。

第八节 | 媒体关系

公共事务办公室（OPA）负责发布报道以及针对突发事件的媒体询问进行答复。OPA 与相关的中心及其他成员机构职责如下。

1. 准备和核准全部的讲话稿和新闻稿。

2. 对牵头行政区和调查行政区处理地方媒体的询问提供指导。

3. 通知即将进行新闻报道的部门。

4. 协调参与应急的其他机构的新闻活动。

5. 关于必要的公众声明向 FDA 管理人员提供建议。

6. 提供所有的美联社和合众国际社的突然事件的电报副本给 EOC。

新闻办公室的通告：

FDA 的任何单位应该通知 OPA 已经进行的与应急情况有关的报道，以及即将面临的来自于媒体和 / 或公众的信息询问。OPA 主任或其代表可以直接与现场工作人员交流以确定需要发布哪些信息。

第九节 参考文献

一、通则

1.FMD 17 号　来自总部办公室的任务。

2.FMD 141 号　婴幼儿产品。

3.IOM 第 3 章　联邦 – 州合作。

4.IOM 第 8 章　调查。

（1）第三节　食源性疾病暴发的调查。

（2）第四节　调查 – 伤害和不良反应。

5.牛海绵状脑病（BSE）响应计划，2.1 版，2002.9

二、标准操作规程

1. 现场管理指导（FMD）64，"流行病学调查警报报告规程，" 1995 年 6 月 1 日修订。

2. 现场管理指导（FMD）119，"消费产品投诉系统，" 1994 年 1 月 12 日修订。

3. 现场管理指导（FMD）141，"婴幼儿产品，" 1995 年 5 月 16 日，修订。

4. 疾病控制中心与 FDA 之间的谅解备忘录，1982 年 4 月 1 日。

5. 牛海绵状脑病（BSE）响应计划，2.1 版，2002 年 9 月。

6. 多州食源性疾病暴发调查：提高协作与沟通指南，国家食品安全系统工程，疾病暴发的协作和调查工作组，2001 年 2 月。

7. 涉及流行病学调查的新鲜水果和蔬菜的追踪指南，2001 年 4 月。

8. 疾病防治中心和 FDA 之间的谅解备忘录，2000 年 6 月 26 日。

第十节 | 附录
反后续篡改工作指南

一、简介

国会 1983 年通过的联邦反篡改法案（FATA）认为篡改某些消费产品属于联邦犯罪并且违反了某些其他相关的法案。法案赋予FDA 特殊的法定权力进行调查机构监管的产品的篡改和可疑的篡改。有五种违反 FATA 的情况。

1. 不顾及死亡或者身体伤害的风险而轻率地篡改或者试图篡改一种消费产品。

2. 故意污染消费产品从而对任何人的业务造成严重的伤害。

3. 故意传达一种消费产品被污染的虚假信息。

4. 故意威胁要篡改一种消费产品。

5. 密谋去篡改一种消费产品。

这些违法行为的更详细地讨论参见 FATA（《美国代码》，标题18，1365部分）。

二、指导原则

1. 所有的篡改／威胁事件必须立刻向 FDA 应急指挥中心（EOC）报警，电话 866-300-4374（HFA-615）。除了立刻报告事件之外，这在本章已经列出了。

2. 一旦收到有关篡改／威胁事件的信息，行政区办公室应该立即通知相关的刑事调查办公室（OCI）的现场办公室。收到通知后 OCI 现场办公室将与行政区办公室协调运作。

3. OCI 现场办公室主要负责联络执法部门（例如 FBI、州警、治安部门以及地方警察）。在某些情况下，OCI 可以要求行政区办公室与调查篡改事件的协作工作人员保持联系并提供帮助（例如 FBI、USDA、州和地方警察、卫生部门、法医和验尸员）。

（1）FB 对于通知的涉及敲诈、严重伤害或死亡、恐怖主义和重大的虚假报道的所有的篡改调查表示有兴趣。在除了严重的情况下的所有的通知均由 OCI 现场办公室进行处理。在一些情况下，OCI 要求行政区办公室通知 FBI。

（2）从其他执法部门获得有关犯罪调查的帮助的所有请求，包括情况简报和通告，必须通过 OCI 现场办公室进行协调。

（3）受 USDA 规程管制的有关产品的投诉／报告应该立即转交给

USDA 当地的联系人以准备后续的行动。对于所有的此类转交行政区办公室应该立刻通知 OCI 现场办公室和 EOC。

4. 当一个所谓的或可疑的篡改事件报告给 FDA 时，该机构必须尝试确定实际上是否进行了篡改或者是否涉及诸如生产或分配缺陷的问题。对于可能的生产缺陷，EOC 和中心负责提供专家建议。生产商也可以提供有关缺陷的资料。另外，我们应该尽力确定哪儿发生了篡改（例如在零售店或生产现场等）。

5.OCI 现场办公室主要负责所有的篡改 / 威胁事件的犯罪调查。在那些事件中由于资源的局限性 OCI 不能启动犯罪调查，行政区办公室必须继续调查。行政区办公室必须与 OCI 现场办公室紧密协作。在这些特殊的情况下，行政区办公室必须保持通知 EOC 和 OCI 现场办公室有关事件的进展。只有得到 OCI 现场办公室的同意之后才可以进行转交给执法部门，而不是 OCI。OCI 总部把 OCI 现场办公室调查的篡改案件的细节提供给 EOC 以供转发给相关的中心并且必须采取相应的措施。

6. 在下列情况下，FDA 的一部门一旦决定案件将转交给一位联邦律师时，应该立刻通知首席律师办公室 /FDA（OCC）：

（1）当存在阴谋时；

（2）当 FDA 监管的企业作为被告时；

（3）当周密考虑标题 21 控诉时。

三种情况缺少任意一种时，转交给联邦律师不需要提前通知OCC；然而，应该发送一份提交给法院的控诉文件的副本给OCC。

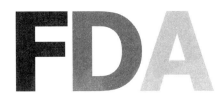

第三章
进口业务操作程序

第一节 | **进口程序**

一、进口范围与目的

本文中描述的程序所涵盖的进口商品须遵从但不限于以下法律法规：

1. 联邦食品、药品及化妆品修订法

2. 公平包装与标识法

3. 进口牛奶法 / 脱脂牛奶法

4. 联邦腐蚀性毒物法

5 健康和安全辐射控制法

6. 公共健康服务法，F 部，第一分册：生物制品

7. 联邦烟草标识与广告法

8.1986 年综合烟草卫生与教育法

9. 美国联邦法规第 21 条，特别是第一部，E 分册：进出口

10. 美国联邦法规第 19 条：关税，特别是第一百四十一部起，涉及进口程序的相关条款

本节的目的旨在概述食品药品管理局（FDA）监管范围内的商品的进口程序。同时也概述了美国海关与边境保卫局（CBP）执行的法律法规，因为这些法律法规与 FDA 监管下的进口商品有关。

本节中的申明代表政府机构对现行法律法规认同的进口程序的实际应用的目前的看法。仅旨在为 FDA 工作人员提供执行指南，并不授予任何个人以任何权利，也不对 FDA 或公众产生约束力。

二、职责分工

美国海关与边境保卫局（CBP）是国土安全部下属机构，主要负责执行与进出口有关的国家法律及收取关税。而 FDA 则负责审核申请进口的商品是否符合或是违反了 FDA 法规的要求。包括负责审核某种违规商品是否可能通过某种处理而符合相应的法律和 / 或法规，以及授权对该商品进行矫正以使其合规。

为了顺利履行各自的职责，CBP 和 FDA 必须密切合作。例如：对违反《联邦食品、药品及化妆品法》及其他由 FDA 执行的法案的商品，其被拒绝入关、以及随后被返运出境、或是被销毁，均应

在 CBP 的监督下执行。然而，在某些港口，实际对销毁违规商品进行的监督是由 FDA 依照当地 FDA/CBP 协议实施的。此外，矫正计划的监督则由辖区工作人员安排 FDA 或 CBP 执行。在邻近FDA 办公地点的港口，上述监督工作通常由 FDA 来执行。在偏远港口，上述监督工作则通常由 CBP 来实施。

三、入关

（一）入关程序

FDA 辖区办公室接收来自 CBP 的所有属于本辖区港口 FDA 管辖范围内的商品的正式或非正式入关申请。通过使用 CBP 的自动化商务系统（ACS）以及 FDA 的进口支持操作与管理系统（OASIS），某些时段（如航运中心的夜班时间）的电子入关单可以被转发到异地进行处理。使用 CBP 的 ACS 自动代理交接界面（ABI）申请商品放行的申报人，需要向 FDA 提供通过 ACS 提交的入关资料。对于以非 ABI/OASIS 形式报关的通知书的接收，则由当地 CBP/FDA 办公室协议安排。

FDA 接收通知书的最佳和最有效的方式是通过其电子入关系统——OASIS。通过该系统处理的入关申请，将依照 FDA 制定的标准进行电子审单。

电子报关单包含了 CBP 要求的全部报关信息，包括报关单编号、报关日期、进口商身份证明、报关港口、船舶 / 航运信息、申报人身份证明、进口文件中所述商品的海关关税编码号（HTS）（税则号）、外国承运商信息、原产地、商品数量及价值。通过 ACS电子审单，CBP 判定该商品是否属于 FDA 的管辖范围。

CBP 的 ACS 系统使用特定的代码来识别商品属于哪个政府职能部门管辖。这些代码就是"其他政府机构"（OGA）的标识。FDA 的标识为"FD0"、"FD1"和"FD2"。FD0 是指该商品经 FDA 审核，即使受 FDA 法律法规的管理，也可直接由 CBP 放行而无需向 FDA 提交更多的商品入关信息。FD1 是指该商品可能受也可能不受 FDA 法律法规的管制。申报人可以根据进口商提交的关于该商品既定用途的资料来认定该报关单不受 FDA 管制，从而"放弃"该入关申请。否则，必须提交 FDA 法律法规所要求的资料。FDA 将定期复审被"放弃"的入关申请以确保报关的准确性。盖有 FD2 标识的入关单被认为受 FDA 管辖，必须要有 FDA 法律法规所要求的信息资料。注意：截止目前，又新增了另外的 OGA 标识。必要时，通过联系进口业务部（DIO）可以获得 OGA 标识指南。

FDA 对 CBP 的 ABI/ACS 系统中的报关单进行电子审单时，要求申报人提供一些附加信息：（1）FDA 的产品代码（FDA 的产品代码不同于 CBP 电子审单用的 HTS 码）。（2）国外制造商的 MID 码（MID 码是海关用作代表制造商的身份，现在已覆盖到所有的外国公司）。MID 码至少应包括：两个字母的国家代码、外国公司名称（通常由该公司名称的第一个字和第二个字的前三个字母组成）、多达四位数的公司地址（如果在地址里有的话）、以及公司所在城市名称的前三个字母。该代码随即会被作为该公司的非编码名传送到 FDA 进行电子审核。（3）国外承运商的 MID 信息，包括国家和城市，可以与该国外制造商相同或不相同。（4）原产地（可以与用于 CBP 审核的原产地不同）。

FDA 也设立了认证码（A of C），为 FDA 辖区工作人员提供有关申请进口商品的信息（例如：医疗器械注册号）。A of C 的使用是自愿的，可能会加快入关审核（清关）速度。

在 OASIS 系统，FDA 不再发布"抽样通知书"、"放行通知书"、"扣留与听证通知书"、以及"拒绝入境通知书"等特种表单，而代之以统一格式的"FDA 通知书"来发布相应阶段的通知（如："已抽样"或"用于抽样"、"已扣留"、"已放行"或"已拒绝"），提供更具体的信息。当某一阶段的状态发生改变时，将发布一份新的"FDA 通知书"通知客户。（"FDA 通知书"范本见附录 3-1）。对于非邮递的货物，包括未通过美国邮政局国际邮政设施接收的包裹，在"FDA 通知书"中使用诸如"FDA 所收集的产品"、"已扣留"、"已发布"、"已拒绝"或类似用语时，应当被视为符合"给货主或收货人发送有关这方面通知"的法律要求。（参见《美国宪法》第 21 款第 381（a）条（21 USC 381（a））

对于经国际邮政设施接收的被行政销毁的药品，标明"已扣留 - 拒绝入关和行政销毁"，"拒绝许可和行政销毁"并且发送给货主或收货人的通知书也被认为符合"给货主或收货人发送有关这方面通知"的法律要求。（参见 21 USC 381（a））

对于经国际邮政设施接收的货物，在"FDA 通知书"中使用诸如"FDA 所收集的产品"、"已扣留 - 被拒绝"、"已发布"、"拒绝许可 - 返回寄件人"或类似用语时，发送给货主或收货人的通知书应当被视为符合"给货主或收货人发送有关这方面通知"的法律要求。（参见 21 USC 381（a））

OASIS 通常按通知书上的所列收件人邮寄。每份通知书均需递交副本给申报人、海关注册进口商、以及在报关单中指定的收货人。（如果该公司同时拥有上述几种身份，则仅需提供一份副本。）通知书是 FDA 对入关申请作出批复的官方文件。应由 FDA 负责配送通知书而非申报人（如：通过传真、快递、邮政等），以确保通知到相关各方。关键点在于 FDA 直接将通知书送达给责任公司而非中间人转交。

（二）正式入关

所有申请进口到美国（入关）的商品，价值超过 2500 美元（或者高出财政部长根据行政命令制定的标准的）的均被 CBP 认定为正式入关。

正式入关的报关程序主要根据法律法规制定，其中最重要的是要有保证书。按照正式入关保证书的条款规定，待确认了进口许可以及应付关税金额后，进口商品才可无条件地放行给进口商。保证书要求进口商在任何时候只要 CBP 要求都应将商品发回 CBP，如：FDA 抽样检查或商品被拒后的返运出口。如果进口商未将物品发回，则 CBP 在与 FDA 协商后，可以向其征收保证书中规定的违约金。（参见 19 CFR 113.62（k）及 21 CFR 1.97。）

通常，进口商以电子方式通过 CBP 的 ACS 系统向 CBP 提交入关申请，然后转发给 FDA。FDA 随后在电子屏幕上审核该入关申请以确定是否需要采取进一步的措施，或者是否必须另外提供纸质文件。如果 FDA 要求提交附加的文件进行审核，申报人（有时是进口商）应将 CBP 入关文档（CBP 3461/33461ALT，或其他 CBP 入关表单）的副本以及其他文件如发货单的副本提供给 FDA。如果不是电子申请，则在依据当地港口业务流程办理 CBP 入关的同时，相应的文件将会直接提交给 FDA。注意：自 1996 年 12 月起，所有 FDA 管辖的商品的电子入关申请将通过 ACS 系统自动提交给 FDA，并且必须包含 FDA 所要求的全部数据。

注意：FD 700 代码集（进口商入关通知）与 FD 720 代码集（口岸入关通知）不再用作为 FDA 通知单。取而代之的是 CBP 的入关文件（CBP3461/3461ALT /7501 或替代物），连同适当的商业文件以及 / 或其他所需的文件，一起提交给 FDA。

（三）非正式入关

依照现行 CBP 流程，价值低于 2000 美元的入关不需要提供返运保证书。FDA 管辖的商品的所有非正式入关，如果是电子录入的将通过 CBP/FDA 的 ACS 交互系统提交给 FDA，如果是纸质的，FDA 也将同样以纸质形式进行处理。

当非正式入关的商品包括 FDA 管辖的商品需要抽样时，或者 FDA 认为该商品可能违反了 FDA 法律法规时，FDA 可以请求 CBP 将非正式入关转为正式入关，要求其提供返运保证书。"321 入关"是 CBP 用于价值 200 美元或低于 200 美元商品入关的条款。这些进口商品零售价在 200 美元及以下，正如提货单（或其他入关文件）上显示的。这些商品入关时可以免关税，一人一天只能有一次。321 入关条款不适用于拼装物品，这些商品合签一个订单或合同，拼装后再发运以避税或规避相关法律法规的约束。

（四）邮寄 / 个人行李

通过邮寄或以个人行李入关的物品，FDA 辖区办公室应该同当地 CBP 国际邮政局或边境检查站共同制定管理这些物品的规程。该规程应该明确何人何时负责这些物品。

CBP 负责对个人行李进行第一轮检查。如果在检查个人行李的过程中，CBP 认为该人员所携物品需由 FDA 进行审核，则 CBP 官员将决定是否提请当地 FDA 注意该物品。符合入关规定的个人物品将会依照非电子入关的程序来进行处理。通常，由于大多数个人入关物品体积小、价值低，因此制定了相关的指南来评估这些入关物品。

四、抽样

（一）FDA 管辖的港口

美国的多数入关港口由 FDA 与 CBP 联合监管。在这些港口，以电子申请方式提交入关材料的，申报人在收到需要 FDA 进行审核的信息后，将向港口所在地 FDA 办公室提交所需的附加入关资料。对于以纸质方式提交入关申请的，应将所有入关文件打包好送到当地 FDA 办公室。

对入关申请进行评估并对附加的入关文件作出决定后，FDA 将会采取适当行动。如果 FDA 决定抽样，将会根据情况向申报人、进口商、货主和 / 或收货人发出抽样通知书及意见：（1）入关商品是保持原封不动以待 FDA 检查还是抽样；或者（2）仅指定需要保持原封不动的物品。通常，当 FDA 打算抽样时，将会依照其在海关条例（19 CFR 151.4 条）中的相关规定进行抽样检查。

（二）不属 FDA 管辖的港口

有许多港口，CBP 没有安装 ACS 电子入关系统，FDA 通常也未将其纳入正常工作日程。为了对这些港口进行监管，FDA 辖区办公室将与 CBP 港口管理处联合监管以确保 FDA 通知的送达。如果 FDA 决定对上述港口进口的商品进行检查或抽样，将通知 CBP、进口商及代理人。

通常，上述入关商品的检验和 / 或抽样会在目的地进行。但在某些情况下，FDA 可以请 CBP 在入关时代为取样然后交给 FDA 实验室进行检验分析。FDA 辖区办公室会将入关资料、抽样要求及保持入关商品原封不动的要求提供给当地的 CBP 官员及进口商。

（三）入关抽样

FDA 可以要求对其管辖范围内的商品进行检查或抽样。如果不要求作抽样检查，FDA 将通知 CBP 及申报人，再由他们负责通知进口商或其他指定方。这被称为"准予放行通知书"，表示装运的货物无需 FDA 做进一步检查即可放行。在 ACS/OASIS 的处理过程中，上述决定可以在相关资料被转交给辖区办公室之前根据 FDA/OASIS 筛查结果做出，也可在辖区办公室对所提供的资料进行"屏幕审查"之后决定。（注意：如果商品在后来被发现违法，则不能因其在进口时未经检验即被允许入境，而阻止 FDA 对其采取法律措施（如没收、发布禁令等）。）

如果 FDA 要求检查或抽样，则会通过电子入关系统或其他形式（如"FDA 通知书"），将其抽样意图通知 CBP 以及代理人或申报人、进口商、或其他指定方，并要求有关方面将入关商品保持原封不动。FDA 会明确要抽样的具体商品。

（四）抽样通知书

一旦 FDA 决定对申请入关的商品进行抽样，将会给海关登记的进口商、收货人及申报人发出一份"抽样通知书"。对于由人工处理的入关申请，"抽样通知书"副本可以也可以不发给 CBP，这取决于当地 FDA/CBP 的协议。对于以电子方式处理的入关申请且由 CBP 负责为 FDA 抽样的，FDA 辖区办公室会将入关 / 抽样的信息输入 OASIS 系统，并将抽样通知书提交给进口商、收货人和申报人，明确要抽样的商品。

对于那些无需抽样或检查的特定入关商品，应对 FDA 通知书进行修订，指明哪些入关条目下是"准予放行"。

（五）抽样费用

所有抽样的商品，经检查符合法律和相关法规的规定（21 CFR 1.91），FDA 会支付费用。另外，当 FDA 对进口商提交的经私人实验室对扣留商品分析后得出的分析报告进行审核检查时，经检查符合法律法规规定的，FDA 也会支付相关费用。对于与监督矫正相关的抽样，FDA 不支付费用。

货主或收货人要求补偿的，须向申请货物入关的 FDA 辖区办公室提交账单。对于起初被发现违规的商品，即使后来该商品已获准放行，FDA 也不会支付样本费用。

（六）未违规时的商品处理程序

如商品经检验后证实符合规定，则进口商、收货人（必要时）、申报人以及 CBP 会收到"放行通知书",告知该商品经 FDA 认可后准予入关。

(七)产品无法抽样或检查时的程序

有时,FDA 会决定不对申请进口的商品进行抽样检查。在这种情况下,如果是通过 ACS/OASIS 系统办理的入关,则应该通过 OASIS 系统对装运的商品发布"准予放行通知书";如果是人工入关,则通过发布纸质的"放行通知书"对装运的商品放行。在纸质的"放行通知书"上应注明该商品"可以放行",同时指明 FDA 尚未作出该商品符合《联邦食品、药品及化妆品法》或是其他相关法律或法规的决定。

在 OASIS 系统中,如果发布了对商品进行抽样或检查通知书,而又未抽取样品,或者不能完成对抽取样品的检验,则通过经修订的"FDA 通知书"告知申报人该商品"可以放行"。系统会在"商品明细栏"上打印"可以放行"的状态标记,同时还会打印一份详细的"准予放行商品清单"。如果 FDA 决定不予抽样的商品为多批次入关商品中的一部分,而其他商品仍需抽样检查,则"FDA 通知书"会自动更新其他商品不予以放行的状态。

在 OASIS 系统中,"准予放行"或"放行"的定义如下所述:

准予放行:是指"产品不经 FDA 检查即可放行。FDA 尚未确定该产品是否符合《联邦食品、药品及化妆品法》或其他相关法案的规定。如该产品今后被发现违规,则不排除 FDA 会采取进一步的行动。"(尚未作出合规的决定。)

放行：是指"该产品经 FDA 检验后放行。本通知不保证该产品符合《联邦食品、药品及化妆品法》或其他相关法案的所有规定，也不排除该产品今后被发现违规时会采取进一步的行动。"（已作出合规的决定。）

各辖区办公室将遵照上述程序的指导执行其进口业务。

五、未受行政销毁的违规商品的处理程序

关于行政销毁产品是价值在 2500 美元或不到 2500 美元的药品的行政销毁程序参见第 3 节"FDA 通知书 – 对邮寄商品的扣留"和第 4 节"对邮寄商品的拒绝许可和行政销毁通知书"。

（一）"扣留与听证通知书"

进口商品经抽样检验结果表明可能违反有关法案（如第 801（a）条款），或依照 FDA 相关法律法规而被拒绝入关。如果经抽样检验后决定扣留商品，则会向申报人、货主及收货人（必要时）发出"扣留通知书"，并指明违规的性质。依据《联邦食品、药品及化妆品法》第 801（a）条和 FDA 条例 21CFR1.94，货主或收货人有权到 FDA 提供证据来支持其商品可以获得许可入关。因此，在"扣留通知书"中应为货主或收货人（或授权代表）指定一个提交证据证明其商品可以放行的地点。货主或收货人提供给 FDA 审查和考虑的证据可以通过多种形式提交，包括电话交谈、传真、邮寄、或电子邮件，不必亲自提交。然而，如果货主或收货人请求的话，可以安排亲自听证。依照 FDA 的工作程序，通常会给货主或收货人自通知书上的日期起 10 个工作日来提供证据或证词。然而，如果因为某种不可抗拒的原因比如因假期邮件过多致使邮

件延迟到达，FDA 辖区办公室确认 10 个工作日不够，则该期间应予以延长。在 OASIS 系统所生成的"FDA 通知书"上的日期被确认为"答复起始日期"。上述通知书的副本也应发送一份给海关。

（二）授权重新贴标签或执行其他法案的请求

对于依照第 801（a）（3）条款的规定被扣留的商品，进口商除了提供证据以获得商品入关许可外，还可以提出一种办法，即商品经过矫正处理使之符合该法案的规定，或者将其转变成法案规定之外的物品（如"使其转变为非食品、药品、设备及化妆品"）。依照第 801（b）条款和 21 CFR 1.95 的规定，在规定时间内收到货主或收货人所提交的"请求授权重新贴标签和加工改造"的申请表格 FDA-766 或其他适当完整的通知书（如信函），并交纳足够的保证金（"CBP 返运保证金"）后，FDA 可以授权为商品重新贴标签或采取其他矫正措施（参见 21USC381（b））。作为特别进口的返运保证金由 CBP 地区负责人存档备案。该保证金适用于任何重贴标签或其他授权行为，且不必再提交新的保证金。

在对重贴标签或矫正申请进行审核后，FDA 将通知进口商：是否同意。如同意（参见 21CFR1.96"同意授权重贴标签和加工改造"），则应指明要履行的条件及履行的期限。申请书原件将发送给申请人。必要时也应给其他合作方发送一份通知书。也将保留一份副本在辖区办公室存档。（参见第 10 节"答复（听证）FDA 扣留通知书"，以及第 12 节"矫正"程序）

（三）完成商品合规授权后的检查

在完成商品的重贴标签或加工改造程序后，申请人将向 FDA 辖区办公室提交"进口商许可证"（表格 FDA-766）或已完成加工改造的通知书。此时，FDA 可以执行后续检查和 / 或进行抽样以确定其是否符合授权条款的要求，也可以接受进口商的声明而不采取进一步的后续行动。后续检查和 / 或抽样是由 FDA 官员还是CBP 官员来执行，取决于商品矫正的地点以及 FDA 辖区办公室与当地 CBP 之间达成的协议。进行检查的官员完成"检查报告"（表格 FDA-766 的背面内容，或其他较为完整的改进结果总结）并递交给相应的 FDA 办公室。

（四）已满足授权条件时的程序

如果已满足授权重贴标签或加工改造的条件，FDA 辖区办公室将给货主或收货人发出"放行通知书"，告知合格部分的商品不再被扣留或拒绝入关。通知书通常标明"原来扣留现在予以放行"字样。该通知书也会发送一份给 CBP 和申报人。如果商品中有未许可（被拒绝）部分，则该部分必须予以销毁，或者在 FDA 或CBP 的监督下再出口。并对该被拒绝部分的产品发出拒绝入关通知书，同时向收到放行通知书的各方皆发出一份"拒绝入关通知书"。通常，FDA 会在其加工改造同意书中包含一则条款，规定在加工改造的商品中任何被拒绝部分均应当被销毁，并且不允许再出口。

（五）未满足矫正条件时的程序

如果进口商重贴标签或加工改造的首次尝试没有成功，FDA 通常对其进行第二次重贴标签或加工改造的授权申请不予考虑，除非进口商最初获得授权的方法有了变化和调整，且进口商为其第二次申请提供了必定成功的有说服力的保证。如果进口商未达到重新授权进行再次改造的条件，FDA 即向进口商、收货人（必要时）和申报人发出"拒绝入关通知书"，并同时将副本报送 CBP。

（六）听证之后的程序—放行通知书

在听证后，辖区办公室确定商品未违规可以放行。这样，进口商和收货人会收到对扣留的商品予以放行的"放行通知书"。该通知书指明扣留的商品不再被扣留或被拒绝入关。同时也会在通知书上标明"原来扣留、现在放行"的字样，并且，必要时，会说明改变措施的原因。通知书的副本会发送给 CBP，以及收到"抽样通知书"/"扣留通知书"的各方。

（七）听证之后的程序—拒绝入关

在对所有证据加以考虑后，如果辖区办公室认为该商品仍然违规，则可以拒绝该商品入关。在这种情况下，FDA 将向进口商、货主以及收货人（必要时）发出"拒绝入关通知书"。在该通知书上，FDA 会声明维持原"扣留与听证通知书"上的处理决定。同样该通知书的副本也会发送给 CBP。

如果商品被拒绝入关，则在接到"拒绝入关通知书"的 90 天内（参见 21USC381）或在 CBP 指定的宽限期内，商品必须在 CBP 监督下销毁或出口。FDA 有关该商品的进口文件将一直保持待完成状态直到辖区办公室收到通常是来自 CBP 的通知，指明商品已经被销毁或出口。

某些辖区及其当地 CBP 办公室已经将拒绝入关通知书和运回通知书合二为一。到目前为止，合二为一的通知书还未获准在全国范围内使用。在合二为一的通知书授权使用之前，各辖区依然继续遵守现行的程序。

在 OASIS 程序下发出的拒绝入关通知书，应包含参考请求运回的文字说明。也应包含上述所有有关该商品及商品处理的信息，同时还应包含以下声明：

"依照 19 CFR141.113 条规定，对于上述产品，已向 CBP 申请下令返运的，将根据进口保证金条款规定有条件退回。如未能运回至 CBP 保管，则将依照进口保证金条款规定支付违约金。"

"自本通知发布之日起 90 日内，或在 CBP 辖区负责人指定的宽限期内，上述产品必须在 CBP 的监督下出口或就地销毁。如未能按以上要求执行，可能导致全部产品被强制销毁。对上述产品进行分销将可能导致对其处以没收以及 / 或发出禁运令、或对销售责任人提起刑事诉讼。"

六、对重贴标签和 / 或其他措施实施监督的费用的支付

在完成重贴标签或采取其他措施后，FDA 将向全国海关财政中心提交一份关于 FDA 工作人员在监管重贴标签或其他矫正措施期间所产生的监管费用的详细清单（参见 21USC801（c））。费用包括差旅费、出差津贴或生活补助、以及监管费用。费用按以下几方面计算：

1. 检查用时

2. 分析用时

3. 出差津贴

4. 非自驾的差旅费——实际差旅费用

5. 自驾的差旅费（里程数、过路费等）

6. 后勤保障

上述费用应符合现行制度的规定。（参见 21 CFR 1.99 以及本章第十一节"监管费用"以了解相关说明。）CBP 收到监管费用清单后，会向登记在案的进口商发出付费通知书。依照修订后的 1911 年《关税法》（参见 19 U.S.C 267）的规定，该费用包括监管商品或被拒绝商品销毁所产生的费用。由货主或收货人将费用汇付给 CBP，FDA 辖区办公室不得接受监管费用。

七、被拒绝入关商品的出口

依照第 801（a）条款的规定，CBP 应按照财政部长规定过的或可能规定的规章制度来监督被拒绝入关商品的出口。然而，如果在一个合理期限内，FDA 还未收到被拒绝入关商品出口或销毁的通知，则该辖区办公室应该对处理情况进行调查。同时，在某些情况下，辖区办公室还应核实遭拒商品完好无损直至出口或销毁。对遭拒商品进行核实的指南可能会基于扣留的原因而有所变化。

八、保证书措施

依照法案（21 U.S.C. 381（b））第 801（b）以及 CBP 法规（19 CFR 113.62）的规定，所有有条件放行的进口商品应当提供保证书。如果保证书持有人不履行由 CBP 法规规定的条款时，该保证书可减轻政府的风险。违约将导致其按保证书中规定的金额支付违约金。

如果进口商在收到 FDA 要求检验或对商品抽样的通知后分销了该入关商品，且该商品已销售并无法返运，则可以采取保证书违约措施。如果货物已被扣留且被拒绝入关，但未依照法律的要求销毁或出口，同样可以采取保证书违约措施。

如果 FDA 有证据显示受其管辖的入境商品或其中的一部分有违反相关法律法规或保证书（参见 19 CFR 113.62（e））条款的嫌疑，则应立即将该证据呈报给 CBP。

如果 FDA 得到证据表明遭拒商品未出口或销毁，则必须立即对此事件展开调查并将详细的调查报告呈报给 CBP。该报告将依照返运保证书或其他适用的 CBP 保证书的规定，指明进口商应负有的责任。当商品被扣留时，如果事实清楚，且尚未发出"拒绝入关通知书"，那么 FDA 应立即向货主或收货人发出拒绝通知书，并将副本发给 CBP。

CBP 在收到保证书持有人依照 CBP 的规定请求减轻处罚（请求减轻或取消裁定的违约金）的申请后，可以取消其保证书中规定的违约金的赔付责任。CBP 可以在收到少量违约金后，或依照其他合适的法规条款的规定或鉴于环境因素而作出上述决定。但是，涉及 FDA 所辖商品的违约金，CBP 不得减轻或取消，除非对入境口岸拥有管辖权的 FDA 辖区办公室完全同意该措施。（参见 21 CFR 1.97（b）以及本章第十二节中的"保证书措施"以了解相关说明。）

第二节 ｜ 个人进口的范围

一、目的

旨在为 FDA 监管的仅供个人使用的进口产品经行李托运和邮寄入境的范围提供指导说明，从而利用现有的资源为民众提供最大程度的保护。

二、背景

由于经个人发货而进入美国的商品数量通常体积小、价值低，因而对该类进口商品的范围通常没有严格的界定。本指南阐明了FDA 怎样利用合理的资源支出来为消费者提供最全面的保护。

某些国外生产而国内难以购得的商品一直以来在美国都占有一定的市场。例如，不同种族背景的人有时更愿意购买来自自己国家的产品或贴有其母语文字标签的产品，而不是美国国内所生产的产品。还有一些人则寻求美国国内所没有的药物。有时药品也会通过类似处方的订单邮寄到美国，以便延续起先在国外接受的治疗。随着国际旅游业和世界贸易的不断发展，可以预料，将会有更多人购买国外的产品，包括可能为美国未许可的产品、有害健康的产品、或在美国属不合法销售的产品。

此外，FDA 必须警惕那些推销或者运输未经许可的、欺诈性的或非法的药物治疗进入美国的国内外生意，以及鼓动人们订购上述产品的商家。这些治疗药物易被推销给那些相信在国外适用的药物治疗将会对诸如艾滋病或癌症等严重疾病有效。由于一些国家没有控制或限制此类产品的出口，因此从上述商家邮购产品的人可能既得不到国外法律的保护也得不到美国法律的保护。鉴于上述商业活动的潜在规模，FDA 已经加大其对基于商业目的的发运入境的产品的执法力度，包括以邮购方式推销的小批量货物，而放宽了对个人携带入境的产品、由收货人代表基于非商业目的带入的产品、或是由个人接受过治疗的医疗机构发运入境的产品的监管。

三、个人行李

FDA 工作人员不检查个人行李，由 CBP 来行使该项职责。当 CBP 官员发现所装运的货物属于 FDA 管制并意图用于商业销售的（参见下文的"基本原则"）、或者属于 FDA 明确要求予以扣留的、或者属于 FDA 监管的有健康欺诈倾向的或可能有未知健康风险的，则会希望他或她通报当地 FDA 辖区办公室。

当个人行李中的物品引起 FDA 工作人员的注意时，FDA 辖区办公室将行使其自行决定权，在具体问题具体分析的基础上，依照下文中"基本原则"的指导说明，来决定是否要求抽样、扣留或其他适当的措施。

四、邮寄物品

FDA 工作人员负责对邮寄入境的物品进行监控。当 CBP 邮件检查部门的官员检查包裹时，一旦发现包裹中涉嫌含有药品、生物制品、医疗器械、FDA 特别要求扣留的物品，或是看似是健康欺诈或可能有未知健康风险的 FDA 管制的物品时，则应把这些包裹分拣出来。

FDA 应当依照下文中"基本原则"的指导说明，按照以下程序对上述 CBP 拣出的包裹进行审查：

1. 对每一份抽样的包裹应制定一份抽样报告。多数情况下，对邮寄入境的物品无需进行实物抽样，因为文件样本（如标识、标签、插页）足以满足监管的需要。如果确实需要实物抽样，FDA 将会抽取仅供实验室分析所需的最小量的样品，其他大部分仍然由 CBP 邮件检查部门保管。

2. 依照本指南的规定，被扣留的进口物品应由 CBP 保管直到其被准予放行或拒绝入境。附在指南后的是两个当包裹被扣留时随同"扣留通知书"一起发送的信函的样本。

有时，FDA 扣留的物品中会混有不属于 FDA 监管的物品。当属于 FDA 监管的物品被拒绝入关时，对于混于其中的"不属于 FDA 监管的物品"的任何放行请求，均应提交给 CBP 邮件检查部门，并附上针对被扣留物品的"拒绝入关通知书"。所有货物的最终处置，包括被扣留商品的销毁，均由 CBP 负责，除非是在药品被行政销毁的情况下（例如：价值在 2500 美元或低于 2500 美元的药品被拒绝入关，或者这些药品不符合下述基本原则中有关个人进口政策标准）。在这些情况下药品将由 FDA 销毁。

五、基本原则

提醒：本章中的各项声明仅旨在为 FDA 工作人员提供工作指导而非赋予任何个人以任何权利、特权或利益。

对那些属 FDA 管辖的违规商品，FDA 工作人员可以通过自己的判断，如果那些是明显属于个人使用或者目前不会对用户带来较大风险的商品，则可以允许放行。即使所有产品都有违反 FDA 所执行的法规之嫌而面临被拒绝入境，FDA 工作人员也可以在酌情审查其背景、风险、以及产品用途之后再做出最终决定。虽然 FDA 可以自行决定允许某些违规物品入境，但不应将其理解为一项可随意放行的个人特权。

（一）商业性或促销性货物

本指导原则不适用于商业性或促销性货物。是否为商业性或促销性货物可以由多种因素决定，例如，产品类型、所附资料、产品尺寸、价值、以及／或货运目的地。FDA 工作人员也可以通过评估进口的药品或医疗器械是买来个人使用还是从数量上来看是供商业销售用（如数量超过个人使用大约三个月的量）来决定这些货物是否为商业性货物。商业性货物通常不包括个人携带入境的产品、由收货人代表基于非商业目的带入的产品、或是由个人接受治疗的国外医疗机构发运入境的产品。

（二）除了药品、生物制品和医疗器械以外的产品

除药品、生物制品以及医疗器械以外的许多产品，由个人按个人数量携带入关的，虽有违规之嫌并可能因违规、淫秽和 / 或标签问题而收到警告或自动扣留，但这些产品不会对健康产生严重危害。当 CBP 将上述物品上报给 FDA 时，FDA 工作人员可以行使其自主处理权决定"意见性放行"，并提醒进口商 FDA 的关注。FDA 工作人员应该对那些确实会引起严重健康危害的产品予以警告和扣留。

（三）药品、生物制品和医疗器械

当 CBP 将个人携带的有违规之嫌的药品和医疗器械上报给 FDA 时，FDA 工作人员将行使其自主处理权依照具体问题具体分析的原则来决定是否扣留、拒绝入关、或是允许入关。通常，受到进口警告的药品、生物制品及医疗器械不需遵守本指导原则。供医生用于治疗患者的医疗器械不应当被视为本指导原则中的人个进口物品。属于美国毒品管制局（Drug Enforcement Agency,DEA）监管的药品应当交由 CBP 处理。

FDA 工作人员在决定是否行使自主处理权准许个人携带的药品或医疗器械入关时，可以根据以下情况考虑放宽政策：

1. 当个人携带入境的药品或医疗器械用途明确，并非用于治疗严重疾病，且尚未发现会对健康产生明显的危害；或者

2. 当 a）产品的用途尚未批准，但对于某种严重疾病，在国内通过商业手段或临床手段得不到有效治疗时；b）尚不清楚涉及配

送这些有争议的产品的人员有向美国居民进行商业或促销的行为；c）该产品不会产生较大的危险；d）个人进口产品时，须以书面形式申明该产品仅供患者个人使用（通常不超过 3 个月的用量），且提供负责使用该产品给患者进行治疗的美国注册医生的姓名、地址，或提供患者曾经在国外接受该产品的治疗并将在美国继续用该产品治疗的证据。

如果将上述情况应用于任何产品过程中有任何疑问，则该应当被扣留产品，并且 FDA 工作人员应与总部办公室磋商。

在评估个人进口时，FDA 工作人员可以考虑发出"意见性放行通知书"，并且视情况给予接收人以下建议：1）供个人使用的该药品（或医疗器械）在美国尚未获准使用；2）该药品（或医疗器械）应当在医务人员的监督下使用；3）FDA 可以对该产品今后的货运进行扣留；以及 4）负责治疗该患者的医生应当考虑比如为患者办理医学研究登记，或者申请新药临床研究（IND）、研究中的新药用于临终关怀（关怀性 IND,Compassionate IND）、或研究中的新药用于治疗（治疗性 IND,Treatment IND）的豁免权。

（四）进口警告

FDA 工作人员在遇到以下情形时,应当向 DIO 建议发布进口警告：

1.个人携带进口的产品具有直接或间接的健康风险；或者

2.通过邮购方式进行未经许可的国外产品的销售；或者多次进口伪劣产品 *。

*（参见《合规政策指导手册》120.500 部分"存在在监管活动中
的健康欺诈因素"（CPG Sec.120.500 ））

第三节 | 针对邮寄物品的"扣留通知书"

一、目的

在下列情况下给辖区提供程序性指导：

1. 支持扣留的证据。

2. "扣留通知书"的准备和发放。

3. 依照《联邦食品、药品及化妆品法》801 条或其他法案由 FDA 执行的指控，以及依据《联邦食品、药品及化妆品法》的其他条款对行政销毁的指控。

4. 听证程序

5. 听证后的程序

在本章节中的各项阐述仅旨在为 FDA 工作人员提供操作规程，而不赋予任何个人以任何义务或权利，也不对 FDA 工作人员施加任何强制性的要求。本程序中的各项声明旨在统一全国范围内的进口执法活动。

二、背景

随着 FDA 自动化进口管理系统即 OASIS 的发展，已用"FDA 通知书"取代了专用表单"扣留与听证通知书"，同时附有对抽样物品及抽样检查结果的描述，用以说明特定的入关物品"已扣留"。针对邮件发送的货物，使用术语"已扣留－被拒绝"，以及对包含药品的邮件发送的货物，使用"已扣留－被拒绝及行政销毁"或类似的用词也被视为符合"给货主或收货人发送有关这方面通知"的法律要求。

"FDA 通知书"告知当事人有权就涉嫌违法或被行政销毁的药品涉嫌违法（21CFR1.94）而被扣留进行听证。此外，通知书还对进口货物违反《联邦食品、药品及化妆品法》《公共卫生服务法》（PHS 法）或 FDA 实施的其他法案的指控进行确认。依照《联邦食品、药品及化妆品法》801（a）规定物品如果出现下列情况将被拒绝入关：（1）物品的生产、加工或包装不符合卫生条件，或者就某医疗器械而言，该器械生产、包装、储存或安装过程中使用的方法、或设备或管理不符合 520（f）的要求；或者（2）上述物品在其原产国或出口国中禁止出售或限制出售；或者（3）上述物品掺假或假冒商标，或违反 505 条规定。货主或收货人也有机会提供支持其商品入关的证据。

同样，依据《联邦食品、药品及化妆品法》经修正的 801（a）条，如果被拒药品价值在 2500 美元或以下（或财政部长可能设置的更高数值）且依照 801（b）条不合规，那么 FDA 可销毁该药品。此外，FDA 可行使其权力销毁符合行政销毁法定标准的药品，该药品也被认为掺假或假冒商标，或未经批准违反 505 条规定。

应当指出，法规不会特地发布通知书来指控进口商品的入关涉嫌违规。但是，21CFR1.94 条提出如果进口物品可能面临被拒绝入关，那么 FDA 辖区负责人应该向货主或收货人发出书面通知告知该处理结果。

三、扣留所需的证据

每一项扣留必须基于违反 FDA 所执行的法律的证据。这并不意味着实施扣留必须要以全面检查为条件，也不排除依据非常简单的检查——只要其足以提供证据证明产品违规。

再者，扣留也不是必需要基于抽样检查，正如《联邦食品、药品及化妆品法案》801（a）条款规定，如果商品"经抽样检查或其他方法"显示违规，则拒绝入关。然而，对于未经检查即被扣留的的情况，则应有大量的文字性证据来确保对违规的指控（例如，来自同一家公司的入关产品曾出现过违规现象——参见本章第八节有关"自动扣留"程序）。

FDA 可以销毁价值在 2500 美元或以下并且掺假、假冒商标、或未经批准违反《联邦食品、药品及化妆品法案》505 条规定的被拒入关且不给机会出口的药品。需收集支持该决定的证据，并且经调查处审查和合规处评价后在 OASIS 中记录。

四、扣留通知书的发布

列有被扣留产品的"扣留通知书"被邮寄给申报人、海关登记的进口商和收货人（如与海关登记的进口商不为同一人），进口商依法负责确保其所涉商品符合所有与进口有关的法律法规。同样应给收到"抽样通知书"的当事人一份扣留通知书的副本。

五、指控准备

被扣留产品的"扣留通知书"上的指控声明是进口商获得其进口货物被指控违规的唯一资料。该指控应充分具体和完整，以便进口商能清楚地明白其违规行为，或被行政销毁的药品的违规，从而做好答复听证的准备。

对各项涉嫌违规行为或被行政销毁的药品的违规应当分别提出指控。指控应当引用《联邦食品、药品及化妆品法》中涉及违规的相关条款，引用该条款的相关部分，并以特定方式对涉嫌产品违规进行简要的阐述。指控应参照《联邦食品、药品及化妆品法》801 条中的规定进行起草，声明"下列产品经检查被拒绝进入美国，因为它们不符合 ***"或对被行政销毁的物品"该物品被确认为 ***"（*** 完整的指控）。

依照 OASIS 系统发布被扣留产品的"FDA 通知书"的程序，负责认定物品合规的人员将从 OASIS 系统的指控列表中选择相应的指控。所选定的指控将包含在"FDA 通知书"中，必要时，对特别事项的注释也将由辖区办公室写进通知书中。例如，如果物品因存在某种特殊农药残留而被扣留，则辖区办公室将对 OASIS 系统提供的指控（使用叙述形式）用该特定的残留农药的名称进行注释。

六、邮寄物品的听证程序

为了质疑拒绝货物入关和／或销毁货物的决定，正如《联邦食品、药品及化妆品法》801（a）中要求的，或者依据 FDA 条例 21CFR1.94，为了提供证据以支持货物入关或反驳对货物的行政销毁，货主或收货人有权获得 FDA 听证。依照 FDA 的工作程序，通常会给货主或收货人自通知书上显示的扣留日期起 10 个工作日（或更长，如果地区情况需要更长时间来答复的话）来提供证据或证词。然而，如果因为某种不可抗拒的原因比如因假期邮件过多致使邮件延迟到达，FDA 辖区办公室确认 10 个工作日不够，则该期间应予以延长。货主或收货人提供给 FDA 审查和考虑的证据可以通过多种形式提交，包括电话交谈、传真、邮寄、或电子邮件，或亲自提交。不管提交证据的方式如何，听证会讨论和调查的结果需由进行听证的合规官员充分记录并存储。例如，合规官员应上传电子邮件或电话交谈后的讨论记录或亲自面试后的记录至 OASIS，以支持他们对货物处置的最终决定。

七、对邮寄物品"拒绝入关－返回发货者"或"拒绝入关即行政销毁"听证后的程序

在对所有证据进行考察后，如果辖区认定货物违规或疑似违规，则拒绝货物入关。在这种情况下，FDA 应根据需要发出"拒绝入关－返回发货者通知书"或当药品价格在 2500 美元及以下时发出"拒绝入关和行政销毁通知书"通知进口商、货主和收货人。在通知书上，FDA 要确切说明各项指控，如同在原（或经修正的）FDA 扣留通知书上显示的一样。

在货物被拒绝入关后，FDA 根据货物的特性和价值有两种选择。如果合规官员认定货物（1）是药品（2）价值在 2500 美元及以下和（3）掺假或假冒商标，或是违反《联邦食品、药品及化妆品法》505 条的规定未经批准的新药，则被拒产品将被销毁，不给予货主或收货人出口的机会。

对其他所有被拒货物通常会返回发货者。FDA 进口申请通道始终保持开放直至货物被销毁或出口。

依照 OASIS 发布 FDA 拒绝入关和行政销毁通知书的程序，通知书将包含下列文字：

已对下列货物进行检查，你有机会对通知书中的货物被拒绝进入美国和被行政销毁作出答复。FDA 认为货物是不符合下列所述法律要求的药品。而且，FDA 认为每件货物价值在 2500 美元或以下。因为这些药品不符合法律要求并且价值在 2500 美元或以下，所以特此通知你这些货物将由 FDA 依据《联邦食品、药品及化妆品法》被销毁。

第四节 | 对邮寄药品的拒绝入关和行政销毁通知书

一、目的

在拒绝价值在 2500 美元或以下时，为辖区提供发布拒绝入关和行政销毁通知书程序。

此时，FDA 对那些经国际邮件进口的价值在 2500 美元或以下（或者高出财政部长根据行政命令制定的数额）被拒药品使用其销毁权力。然而，任何符合行政销毁标准的被拒药品不管其是以何种方式进口到美国的都可被销毁。辖区管理部门应了解行政销毁是否适合任何经国际邮件进口的药品。

二、背景

2012 年，国会修订了《联邦食品、药品及化妆品法》801（a）条（即 21 U.S.C. 381（a）），在给药品货主或收货人发出通知书并给予其在药品销毁前给 FDA 提交证据的机会后，授予 FDA 销毁价值在 2500 美元或以下（或者高出财政部长根据行政命令制定的数额）

被拒药品的权力。该授权允许 FDA 销毁药品而不给予货主或收货人出口药品的机会。FDA 只有在确认被拒药品是价值在 2500 美元及以下，并且被掺假或假冒商标，或是违反《联邦食品、药品及化妆品法》505 条的规定未经批准的药品后才决定行使该权力。

三、通知书的发布

（一）由谁来发布拒绝入关和行政销毁通知书

法律上由财政部长负责发布拒绝入关和行政销毁通知书，而财政部长又将该责任委托给 CBP。按照惯例，拒绝入关通知书由 FDA 辖区办公室根据地方协议通过传真经 CBP 区域或辖区主任签名后发布。每个 FDA 辖区应有一份为此目的准备的 CBP 区域或辖区主任的传真签名，并由相应工作人员保管，或者有 CBP 辖区主任授权 FDA 工作人员签名发布拒绝入关通知书的书面授权书。每当 CBP 区域或辖区主任职位变更时应准备新的印章。

（二）什么时候发布拒绝入关和行政销毁通知书

拒绝入关和行政销毁通知书应当在给予货主或收货人机会来提供证据以答复扣留通知书后，并且在举行过与扣留指控有效性相关的听证会后，听证官员确认货物违法，或在指定的 10 天期限内（周六、周日及节假日除外）未收到对扣留通知书的答复，并且答复宽限期未获许可（额外的时间可根据影响辖区执行情况来指定）时发布。

仅在下列情况下发布拒绝入关和行政销毁通知书：

1. 产品是药品

2. 产品价值在 2500 美元或以下

3. 产品掺假或假冒商标，或是违反《联邦食品、药品及化妆品法》505 条的规定的未经批准的新药，以及

4. 在指定的 10 天期限内（周六、周日及节假日除外）未收到对扣留通知书的答复，且在宽限期未获许可（额外的时间可根据影响辖区执行情况来指定），或

5. 在举行过与扣留指控有效性相关的听证会后，听证官员确认货物违法。

（三）拒绝入关和行政销毁通知书的发送

"拒绝入关和行政销毁通知书"发送给海关登记的进口商（该进口商系接收"抽样通知书"的同一个人或同一家公司）。也必须将"拒绝入关和行政销毁通知书"副本发送给接收"抽样通知书"和"扣留通知书"副本的所有个人或公司。

FDA 将定期通报 CBP 和 USPS 所有价值在 2500 美元及以下，依据修订后的《联邦食品、药品及化妆品法》801（a）条被拒绝入关和销毁的药品。附加的程序参见国际邮政设施（IMF）的 SOP。

（四）拒绝入关和行政销毁通知书中的指控

"拒绝入关和行政销毁通知书"中的个人违规行为的陈述应当与

"扣留通知书"中的一样详细。如果需要在"拒绝入关和行政销毁通知书"上添加或修订指控,则必须首先发布一份修订过的"扣留通知书",以便为有机会举行听证会再给出 10 天的期限(周六、周日以及节假日除外,必要时可延期)。

(五)何时关闭入关登记

在发布"拒绝入关和行政销毁通知书"后,入关登记应当保持开放状态直到在 IMF 作出最后处置,并且产品被放入密封筒内以便销毁。筒号 # 应该在关闭入关登记之前输入 OASIS 中。

第五节 | 生物制品的进口

原 RPM 第九章第三节"生物制品的进口"部分于 2008 年 1 月应生物制品评价与研究中心（CBER）的要求而删除。

有关生物制品的进口程序，辖区办公室可与进口业务部门（DIO）联系或参考 CBER 的进口合规程序。

第六节 | FDA 有关商品进保税仓库的国家进口程序

一、目的

旨在为各辖区就对进口商申请货物进保税仓库向 FDA 递交由海关发出的入关通知书提供指导。

二、背景

当产品进口到美国时，海关登记的进口商必须向美国 CBP 提交产品入关文件。该进口商可以选择申请消费入关，缴纳相应的关税，然后将产品引入美国国内商业市场销售；进口商也可以选择申请货物进保税仓库，即把产品储存在保税仓库里，最多可存放 5 年，并且只有当产品撤出销往美国国内商业市场（消费性提货）时才需缴纳关税。如果进口商在保税期内将产品出口时，则不需要交税。

曾经出现过几起实例，进口商对 FDA 审阅保税仓库保管日后用作出口而非国内消费的 FDA 管辖产品的入关文件的权力或权利提出质疑。

从国外运入美国的任何产品均视为"进口",因而需遵守《联邦食品、药品及化妆品法》801 条中规定的进口条款。因此,所有进口商,包括申请进保税仓库的进口商,无论其目的是否为以后出口其所进口的产品,均应遵守 801 条款中的规定。同时请参见《合规政策指导手册》第 110.200 条关于"FDA 监管产品自美国外贸区的出口"。

三、指导方针

要履行其义务以确保所监管的产品符合《联邦食品、药品及化妆品法》的要求,FDA 收到以电子方式或纸质文本的方式提交的进保税仓库通知的时间不得迟于向 CBP 提交的时间。

第七节 | 放行通知书

一、目的

旨在为已发布过抽样通知书的进口商品的放行提供程序性的指导。

二、背景

《美国联邦食品、药品及化妆品法》及其规程指出，应该给经其授权已抽样或打算抽样的进口商品的货主或收货人一份抽样通知书。该规程还要求给货主或收货人发另一份通知书，告知抽样检查的结果（21CFR 和 1.90）。放行通知书是告知货主或收货人，就 FDA 而言，商品不必继续扣留。

三、总评

对于已发出过抽样通知书或通过 OASIS 系统由电脑生成通知书的商品，无论 FDA 还有没有进一步关注，则放行通知书或由 OASIS

系统生成的通知书，经该行业合规官员签字或辖区 FDA 授权的指定人员签字后，由 FDA 发布。

放行通知书按惯例发给进口商，同时向 CBP 以及 FDA 辖区财政办公室提交副本存档。依照当地习惯，副本也可发送给海关经纪人及收货人（在两者均非海关登记的进口商的情况下）。在任何情况下，也应向已向其发送过抽样通知书的所有人员递交放行通知书。

为了配合货物放行可能出现的各种情况，目前使用的放行通知书有以下几种方式：

1. "直接"放行

2. 免检放行

3. 意见性放行

4. 扣留后放行

四、"直接"放行

已发布过"抽样通知书"的商品无论何时经抽样或其他方式检查合规后即发布"直接"放行通知书（或通过电脑 OASIS 系统生成通知书）。

OASIS 放行通知书的范例将在以后提供。

五、免检放行

每当已发布过 FDA 通知书 / 抽样通知书的样品无法检验时，将发出一份 FDA 通知书 / 放行通知书；FDA 通知书 / 放行通知书见附录 3–6，"直接放行"或通过 OASIS 系统在电脑上生成的通知单，修改如下：

"准予免检放行，无需 FDA 对该进口商进行责任审查"

该声明用大写字母打印在通知单上，放在电脑信息符后面。OASIS 系统生成的通知单的样例将在以后提供。

六、意见性放行

（一）背景

按照以往工作惯例，当遇到不完全符合法规要求，但又未严重到扣留程度的进口产品时，可对首次出现这种情况的产品给予"警告性放行"，警告今后如有类似的违法商品进口则可能被拒绝入关。虽然此类"警告性放行"并不一定意味着在下次进口前需对类似的问题做出修正，但通常就是这个意思。简短的警告用语常常会给通知书无意中带来几分简单草率的感觉。

因此，"警告性放行"及"无偏见性放行"已为"意见性放行"所取代，后者以更灵活的方式来处理轻微违规的进口活动。

（二）处理方式

当遇到不完全符合法规要求但其违规又未严重到扣留程度的进口产品时，对于首次出现这种情况的产品可以予以"意见性放行"。该违规情节必须轻微，因为严重违规的货物应予以扣留。例如，一批货物中如果某产品违反了《商品交易会包装与标识法》（FPLA）的规定但符合《营养标签和教育法案》（NLEA）的要求，则该批货物可予以"意见性放行"。但是，如果进口商或原产国已经收到了 FPLA 有关标识要求的通知书，则该船货物应予以扣留。

一份标准的放行通知书会在紧接通知信息码之后，醒目地标注出"意见性放行"的字样。如果有足够的空间的话，意见可以直接写在放行通知书上，否则，可另附信函。如果另附信函，则应与放行通知书装订在一起，并在表单正文中写明如"意见性放行，参见所附信函（日期）"的字样。

意见所针对的违规情节应属现行法律法规规定的范围。意见应参照法律法规的相关条款以非法律的语言进行阐述。

通常，意见性放行不适用于那些国内商业中司空见惯的且 FDA 未作出反对意见的违规现象。中心机构对扣留建议持不赞成态度，表明了对类似的国内违规现象给予非官方支持，同时，可以将以往的指导国内和进口产品的政策作为指南加以利用。

如果类似的国内产品没有明显违规，则应要求立即进行矫正，包括发出声明"除非违规得到矫正（如假冒商标），否则今后的货物将被扣留。"省略该声明，则相应的意见可以作为更好地了解法律法规的要求的指导信息。

在发出包含"今后的货物可能被扣留"的声明的意见性通知书之前，我们必须有能力采取行动。然而，对那些在发出意见性通知书的同时或在完成矫正的规定期限内正在途中的货物，如果符合规定，则可以允许放行。

必要时，在放行通知书上也应当包含指示进口商告知国外制造商 / 承运商我们的意见的声明。信函的副本应交 FDA 存档。

七、扣留后放行

在下列情况下应发布扣留后放行通知书：

1. 在发布了"扣留通知书"（或是由 OASIS 系统生成的通知书）后，海关登记的进口商或其他指定的代理商提供了证明该商品符合规定的证据。

2. 答复"扣留通知书"时，海关登记的进口商按照"授权重贴标签或执行其他措施的申请"（表格 FDA–766）中的条款的规定对商品进行了矫正，并达到了 FDA 的要求，或者采取措施使其处于法律管辖范围之外。例如，进口商将生虫的食用淀粉改做工业用途（如造纸等）就属于后一种情况。

在上述情况下，应发出放行通知书，并在信息码后醒目地标注"原来扣留现在予以放行"的字样，或者在由电脑生成的通知书上适当标注。如果商品已经过矫正，也应显示在通知书上，包括矫正过程中的损失（如果有的话）、废弃的材料、废弃材料的处置、以及可接受的材料的数量等。如果涉及到监管费用，则通知书还应包含"依照与矫正有关的费用债务担保书执行"的声明。

第八节 | 自动扣留（DWPE）

一、目的

旨在为有关下列情形提供统一程序：

1. 自动扣留的权限

2. 建议自动扣留措施的标准

3. 建议自动扣留措施的程序

4. 建议取消自动扣留措施的标准

5. 取消自动扣留措施的通知程序

二、权限与背景

《联邦食品、药品及化妆品法》第 801（a）条阐明："如果经抽样检查显示或通过其他方面显示：（1）该物品在不卫生条件下生产、加工或包装，或者用于生产、包装、储存或设备安装的设施和管理不符合第 520（f）条款的要求，或者（2）该物品在其生产国或出口国被禁止或限制销售，或者（3）该物品掺假、假冒商标、或违反第 505 条的规定，那么该物品应被拒绝入关。"

国会授权 FDA 根据表明产品违反《联邦食品、药品及化妆品法》的相关信息，而不是依据抽样检查的结果来拒绝所监管的物品入关。

除其他信息外诸如物品的违规史等信息可导致该物品有掺假、假冒商标或其他违反《联邦食品、药品及化妆品法》的嫌疑，正如在 801（a）中所述。

《联邦食品、药品及化妆品法》801 条明确授权 FDA 有拒绝涉嫌违反该法的物品入关的权利。

801 条也授予进口商"提供与许可该物品入关有关的证据"的权利。为了执行 801（a）的规定，FDA 会扣留疑似违规物品并给进口商发出通知，告知违规的性质及其有提供证据以许可该物品入关的权利（21CFR1.94）。依据进口商提交的资料，该物品可能获准进入美国或被拒绝进入美国。

1974 年 FDA 首次使用自动扣留措施，自动扣留适用于进口物品存在违规史、或有违规嫌疑、或相关信息表明今后进口的产品很可能会出现违规的情况。自动扣留可有效地提醒进口商：FDA 是一个监管机构，而不是一个质量控制实验室。通常，进口商会一直等到 FDA 发出扣留通知书以确定其所申请的进口产品是否符合《联邦食品、药品及化妆品法》的规定。自动扣留能适当地把确保产品符合法律法规的责任落在进口商身上。

三、程序指南

FDA 的任何部门只要其认为有正当理由，均可建议自动扣留或取消自动扣留。上述建议应以书面形式并连同支持数据及 / 或资料一同提交给进口业务部（DIO）的强制执行与进口业务办公室（OEIO）。

注意：在任何可行的情况下，建议书应当采用适当的格式以电子方式而不是纸质方式提交。

在不存在直接引用权的文件时，支持材料应包括分析包和中心许可的文件。

FDA 也可依据国家或地方机构进行的分析来建议自动扣留，只要 FDA 认为由这些机构进行的抽样检验是准确的、可接受的，并且抽样的产品具有代表性。

来自特定的包装公司、制造商或承运商的货物经辖区港口入关，如果辖区办公室已向 DIO 提出自动扣留建议但还未获批准，那么辖区负责人依据当地辖区办公室的历史记录可以考虑对这些货物实施扣留。对这些货物不需要另外抽样。

四、涉及农药残留的建议

食品安全与应用营养中心（CFSAN）负责对涉及尚未制定限量标

准的农药残留的物品的自动扣留建议进行审核和批准。涉及该类违规产品的自动扣留建议副本应当同时提交给 CFSAN 和 DIO。

鉴于农药残留而提出的自动扣留建议，如果已建立了农药残留限量标准的，则应直接提交给 OEIO/DIO。

五、直接引用权限的建议

某些自动扣留建议被认为已获得了中心许可。这些扣留建议包括：怀疑污染了铅或镉的陶瓷产品，其中铅或镉含量超过当前指南中规定的水平（CPG 545.400 条及 545.450 条）；含有李斯特菌的即食海产品及进口奶酪；含有沙门氏菌的即食海产品；医用外科检查手套；含沙门氏菌的动物饲料；以及乳胶避孕套等等，不一一列举。

六、基于机构检查报告、其他政府机构、以及谅解备忘录等的建议

当由 FDA、国外或者其他政府机构依照谅解备忘录（MOU）或其他协议实施的检查，结果表明具备对特定的产品或由某个公司或在某个特定的地区生产的所有产品实施扣留的条件时，那么依据来自食品和饲料业务办公室（OFFO）或医疗产品和烟草业务办公室（OMPTO）的建议以及机构检查报告（EIR）或其他文件，相关的中心机构应当向 DIO 提交一份自动扣留建议书。DIO 将对该建议书进行审核以确保在发布指导意见前已具备支持自动扣留所必需的资料。当负责的中心机构对经过重新检查或提交适当的文件消除了违规嫌疑表示满意时，该中心将告知 DIO，建议取消自动扣留。

进口业务处（DIO）的职责：

当收到自动扣留建议书时，DIO 将审核该建议书，包括支持数据和资料，必要时还要审核全国的进口货物扣留数据，以确定该自动扣留是否合理，说明自动扣留程序是否合适，

以进口警告或修订的进口警告形式形成的建议书将由 DIO 提交代理清关。

DIO 起着中心档案室的作用——存储了所有自动扣留的资料与数据。它还负责审核自动扣留建议书，以确保自动扣留建议的及时性，以及确保发布及取消进口警告。

七、自动扣留建议

任何时候当有资料显示申请入关的某个或多个产品在今后装运中很可能会违反《联邦食品、药品及化妆品法》801（a）条的规定时，则应提出自动扣留建议。自动扣留建议是基于产品、制造商、承运商、种植商、进口商、出口地区乃至整个国家以往的违规史提出的。依照法案 801（a）条款的规定，该自动扣留建议还可基于其他资料提出，如：申请进口的食品种植地存在水污染，或产品的生产或存放环境不符合卫生标准，或者制造过程不符合《良好生产规范》（GMPs）要求。某产品虽没有扣留记录、但有资料能充分表明该产品今后的发运可能会有违规倾向时，也可以提出自动扣留建议。

八、基于单个违规样品的自动扣留建议

在该种情况下，FDA 有证据表明至少有一个样品已被发现违规且可能会带来严重的健康危害。抽样和 / 或分析可以是由 FDA 或其他享有声誉的联邦、州立或地方机构来实施。

在以下情况中，当产品在入关时或还未入关时采集到一个违规样品，可以对来自该制造商、承运商、种植商、或来自某个特定的种植地区或国家（如有充分的证据表明该违规现象已经蔓延至该地区 / 国家）的进口产品提出自动扣留的建议：

1. 产品可能有不利于健康的副作用。多数情况下，相关中心机构会作出该问题达到了一级或二级召回的程度的结论。

2. 产品（新鲜的、冷冻的、或加工过的）中农药残留、黄曲霉毒素、或化学污染物的含量达到了可执行自动扣留的水平。

3. 产品为违规的低酸性罐装食品或酸化食品。（比如：未对指定产品建立加工过程档案或未注册）。

4. 产品因其成分或配方而违规。例如，具有或包含未申报的重要成分（如人体过敏原）、未经许可的色素，或违反其适用的身份标准，或是未经批准的新药或未经批准的兽用新药，这些产品在制造商更改标签或配方或获得合法出售的官方许可之前，都将始终有违规之嫌。

5. 产品为改装后的器械，不符合法案 510（k）或上市前许可申请的规定。应向合规办公室（HFZ–300）下属的医疗器械与放射健康中心（CDRH）提交一份建议书的副本用于审核批准。

6. 产品的标签违规且 / 或不符合营养标签与教育法（NLEA），且该违规行为很可能会持续到制造商修改标签为止。（参见 CFSAN 的合规程序作进一步的了解。）

基于单个违规样品自动扣留的建议应当包括中心机构的批准文件（如需批准的话）。

当自动扣留建议获得直接引用权限时，正如合规政策指南及其他制度中指出的，则不必获中心机构批准。建议书还应包括分析数据包的副本。

九、基于资料和历史数据的自动扣留建议

当有证据显示来自某个特定地区或国家的产品可能会对健康产生危害时，相应的中心机构或辖区办公室就会提出自动扣留建议。在这种情况下，如还有资料表明该产品有可能持续违规，则不必取样分析。

当有信息显示从某制造商、承运商、种植商、某地区或国家进口的产品违反了《联邦食品、药品及化妆品法》时，就可提出自动扣留建议。在建议书中确定某类进口产品持续违反《联邦食品、药品及化妆品法》的资料中，应当指明并没有采取必要的措施来消除违规行为。在这种情况下，下文中的指南将不必使用。然而在该种情形下必须要有中心机构的批准。

十、基于多个违规样品的自动扣留建议

基于多个违规样品的自动扣留建议应当包括中心机构的批准文件，或者如不需要中心批准也就是说有直接引用权限时，则需要包括分析数据包的副本。在下列情形下，可提出自动扣留建议：

1. 来自某制造商或承运商的特定产品其违规现象如分解、污染、标签问题等，没有构成明显的公共健康危害，同时：

a. 在最近 6 个月内至少有 3 次扣留记录，且

b. 根据建议地区或单位的了解，被扣留的产品至少占到被检产品总装运量的 25%。

2. 来自某个国家或特定地区的特定产品，当：

a. 在最近 6 个月内至少有 12 次扣留记录，且

b. 根据建议地区或单位的了解，被扣留的产品至少占到被检产品总装运量的 25%，且

c. 该地区或国家内的制造、运输或种植该产品的许多公司都存在违规而被扣留。

3. 来自某制造商或承运商的多种产品，当

a. 在最近 6 个月内至少有 6 次扣留记录，且

b. 在为推荐地区或单位所知的时间段内，被扣留的产品代表了各种产品并且至少占到该企业被检产品总装运量的 25%。

当 FDA 考虑是否要对来自制造商、承运商、地区或国家的产品提出自动扣留建议时，可要求连同抽样分析在内的附加资料，如国外检查结果和其他在本节内讨论过的其他资料。

十一、进口商入关的自动扣留

进口商负责确保其进口的产品符合《联邦食品、药品及化妆品法》的所有规定。为履行上述责任，进口商可以选择：对其进口产品的制造商或生产商进行检查、与国外出口商签订协议、在进口前安排对产品进行私人检查和分析、以及 / 或者在产品进入美国市场前采取其他措施以证实产品标签正确并符合《联邦食品、药品及化妆品法》的规定。

如果辖区办公室证明进口商屡次进口违规产品，并仅在 FDA 实施扣留后才试图纠正这些货物，或者在收到 FDA 抽样通知书或其他意向（如询问产品地点）后一再试图出口该货物或撤回入关申请，那么在确定无疑的情况下，应当对涉及该进口商的特定产品或其所有 FDA 监管的产品提出自动扣留的建议。

若有其他有说服力的证据证明进口商今后装运的产品很可能会出现违规，FDA 可提出自动扣留建议，例如：

1. 从其他政府机构（如美国海关）得到进口商或其外国供应商有违规的情况，可能造成该物品违反法规中 801（a）条的规定（如误报产品以避免自动扣留）。

2.历史记录显示 FDA 对进口商试图进口违规产品签发了警告信，但是进口商没有作出回应或是没有采取任何的矫正措施。

3.来自消费者或交易者的投诉或其他信息证实产品有掺假、假冒商标或其他违反《联邦食品、药品及化妆品法》801（a）条规定的情况，还包括在收到 FDA 抽样通知书或其他意向后多次索要拒绝入关通知书，或试图取消或出口入关产品。

FDA 辖区办公室基于查阅辖区内产品扣留数据时发现，某个进口商的单件产品、一组产品或所有产品存在较高比例的违规现象时，也可对其提出自动扣留建议。以进口警告形式提出的上述所有建议书应当提交给地区工作办事处 / 进口业务部（OEIO/DIO）进行审批。每份建议书应当包含所建议的指控，但是，最终的指控应由相关中心部门连同来自 FDA 办公室的首席律师决定。

十二、基于检查的自动扣留建议

FDA 对其监管产品的国外生产企业进行检查后，若发现该企业严重违反 GMP、生产环境不卫生、或其他可导致该企业生产的产品出现假冒商标、掺假等违反《联邦食品、药品及化妆品法》801（a）条的行为，则应该对来自该企业的进口产品提出自动扣留建议。相关的中心机构应当审核该建议书，并根据检查报告或其他证据来批准扣留的范围。

上述自动扣留可以针对一家公司、一家公司的多个运营场所、或者视情况针对一家或多家公司的特定产品。在决定是否对制造商的产品实施自动扣留时要考虑的因素会因中心机构的不同而有所不同，也可以根据机构优先权与主动权的变化来进行修订。FDA

对外国生产企业检查后可以由 OFFO 或 OMPTO 向中心提出扣留建议，同时向 DIO 报送一份副本。自动扣留的最终决定由中心机构做出。

十三、其他情况

除上述情形外，如果有理由相信且有证据支持，某个产品或某类产品在今后的货运中有可能出现违反 801（a）的规定，则可以提出自动扣留的建议。

十四、向当事人提交自动扣留通知书

当事人收到的自动扣留通知因扣留的性质和范围的不同而各异。在大多数情况下，给当事人发送一份进口警告通知即可。向相关机构、国外政府、协会、制造商 / 承运商、以及负责发出通知的 FDA 部门发布通知的程序如下：

1.CBP，或其他联邦机构的执法部门（经进口业务部）

2.CBP 的地方办公室（必要时由经各个 FDA 的辖区）

3. 相应的国外大使馆或国外政府（经国际事务工作人员）

4. 进口商 / 经纪人协会（视情况）（经进口业务部）

5. 特定的国外制造商或承运商（视情况）（经 CFSAN-LACF/AF、CDRH-510（k）、PMA、GMPs、CDER- 新药申请预批、CVM- 动物新药申请预批、CBER- 执照吊销）

如因信息不完整、距离远、通讯困难等原因而不必或不能通知国外制造商或承运商，则应当将通知书发送给进口商，要求其转交给国外制造商，并要求予以答复，包括采取什么措施来矫正造成自动扣留的问题。

6. 工业协会（视情况）（由中心发出）。

十五、自动扣留的解除

某个产品、公司、承运商等因资料表明申请入关的产品在制造、加工或包装时不符合卫生条件，或者在生产国或出口国属于禁止销售或限制销售的，或者有掺假、伪造标签或其他违反 505 条规定（未经许可的新药），或违反 536（a）条规定的现象的，则被执行自动扣留。

如果有证据表明造成违规的情形已得到解决，并且 FDA 执行机构相信其今后的入关产品将遵守法案的规定，那么 FDA 可决定解除对某产品、制造商、包装公司、承运商、种植商、国家或进口商实施的自动扣留。

当无法确定违规产品的制造商的身份时，应当对承运商实施自动扣留。如果不能确定今后申请入关的货物是否来自同一制造商，那么在随后的本章第六节中的指南将不能作为 FDA 用来确定违规已被解除的必要参考资料。如果被实施自动扣留的承运商在 6 个月之内未申请任何违规物品入关，并且能够向 FDA 提供文件资料说明该承运商已采取措施确保他（或她）不会申请任何不符合《联邦食品、药品及化妆品法》规定的产品入关，则可以对该承运商解除自动扣留。被采取自动扣留的承运商可以依据本章第六节中的指南提供证据证明来特定自制造商的产品没有违规，因而不应被自动扣留。然而，如果该违规产品的制造商随后被确定了身份，那么应该依据制造商而非承运商提交的足以证明产品克服了违规现象的资料来解除产品的自动扣留。

如果某个产品因为违反 801（a）（1）或（2）而被自动扣留，那么对其代表性产品进行抽样分析通常不足以说明该产品已克服了违规嫌疑，因而不能解除自动扣留，可能需要建立企业检查或其他相应的措施（例如来自产品生产国或出口国政府的不再禁止出售或限制出售该产品的文件）。

对于因违反 801（a）（3）条规定而被自动扣留的产品，至少连续5 批的的货物未违规而被允许入关后，才可以认为已克服了违规嫌疑，可以解除自动扣留。

注意：上述 5 批合规入关中至少 1 次入关应当由 FDA 进行审核，以确保其分析的有效性。

然而，根据违规的性质，在克服违规现象并解除自动扣留之前，需要提交相关的注册证、例行备案手续、510（k）实质等效性书面报告、上市前许可（PMA）、新药申请（NDA）、新兽药申请（NADA）或其他文件。如果在审核产品是否已消除了违规现象期间似乎又有违规产品入关，则可以中止解除自动扣留的审核过程，直至提供资料表明导致违规物品入关的问题已经得到矫正。在某些情况下，货物连续合规的次数可能需要比上述规定的最小数量多，以此证明违规行为或违规条件已被完全解决。例如，承运商或种植商等在解除自动扣留后再次开始运输同类违规产品，则需要连续提供 5 批以上的合规货运入关才能考虑解除其自动扣留。 当存在同样的违规产品连续入关的历史记录时，也必须要提供证明违规的原因已完全得到矫正的文件。

就解除某公司或某产品的自动扣留建议而言，DIO 应当与 FDA 辖区办公室商议。FDA 决定解除对某产品、承运商或进口商的自动扣留的一个很重要的因素在于多大程度上能保证今后装运的货物能符合《联邦食品、药品及化妆品法》及其实施细则的要求。将货物分成几小批入关不得作为增加合规货运次数的手段。FDA 必须确信申请进口的物品不只限于某一天合规，而是在一段时期以内都合规。否则，该物品仍将被视为违规。如果有理由证明两次或多次入关物品代表的是同一批物品，则应被视为单次货物入关。发送的货物应代表商业惯例的入关量，不应分批或分阶段进入，如此才能满足对某产品、承运商、国家、或进口商解除自动扣留的基本要求。不到 10 到 15 箱的运量，且不属寻常工业用途的（比如，特产奶酪等高价值食品），则不予考虑解除自动扣留。FDA 必须确定有足够的产品用来进行代表性抽样和进行私人实验室分析以及在必要时的审核抽样。（参见 ORA 实验室操作规程（LM）第三卷，第 7 章以了解有关实验室的指南）。科学监管办公室（ORS）负责审核实验数据可否被接受。

被提交来考虑解除自动扣留的货物应当符合《联邦食品、药品及化妆品法》或其他由 FDA 执行的法规。可能会出现所提交的数据不能充分说明入关货物完全符合《联邦食品、药品及化妆品法》规定的特殊情况。在这种情况下，尽管辖区办公室工作人员可以有其他的资料允许解除对货物的自动扣留，不过仍然有可能继续拒绝货物放行。

十六、解除对除新鲜农产品外的其他产品的制造商 / 原产国的自动扣留

当辖区办公室或其他相关方递交了文件表明违规现象已被清除时，应向 DIO 提交解除自动扣留的建议书。这些文件应当包括来自任何私人实验室、国外政府或 FDA 实验室提交的对该产品的检验报告（分析记录），以及随后由 FDA 发布的货物放行文件。此外，可能还需要其他证明违规现象不再存在的文件，如产品配方资料、标签矫正资料、说明食品或其他化学添加剂的使用发生变化的资料等等。同时还应当遵守以下指导原则：

1. 来自某制造商生产的特定产品：记录显示最近 5 批货运产品均符合《联邦食品、药品及化妆品法》的要求。

2. 来自某国或某地区的特定产品：最近 12 批货运产品没有违规。这 12 批装运产品应来自于出口国或地区的多家有代表性的制造商和承运商。

3. 来自特定制造商的多种产品在最近 12 批货运中未出现违规。这 12 种产品应当代表了该公司正常进口产品的范围，或者属于自动扣留目录范围的产品。

注意：

对于基于国家或地区产品问题而实施的自动扣留，不能解除对承运商的自动扣留。承运商应确保其进口产品的制造商已写入入关文件，以便 FDA 能够确定该制造商是否已经矫正了其产品问题。

十七、解除对新鲜农产品的自动扣留

（一）化学污染物

解除对新鲜农产品因化学污染而实施的自动扣留的建议由辖区办公室通过对所有相关资料和标准加以考虑后做出。所有这些建议应当通知 DIO。

（二）农药

一旦发现违规的农药残留，以往的经验表明受影响的食品今后的货运在整个生长季和发货季节或更长的时间内都很有可能含有违规的农药残留。只有当种植商在最近的货运中连续 5 次以上未出现违规现象以及有以下情形时，辖区办公室或其他相关方才可以建议解除对种植商的自动扣留。

1. 种植商通过文件足以证明农药残留问题不再存在；或者

2. 该原产国或种植商或进口商通过文件足以证明申请入关的每一批农产品其种植地均未使用过有问题的农药；或者

3. 有资料证明农产品产自未使用农药处理过的土地，这些资料包括周围土地使用过的农药的类型、日期和使用方法，并且对声称未经过农药处理的土地或连同邻近的土地进行代表性抽样分析，结果表明产自所涉土地的产品符合规定；或者

4. 有资料表明，已采取措施防止今后的货物中出现违规的农药残留。

如果有充分的信息表明自动扣留已不再有存在的理由，则在任何时候都可以提出解除对某产品或公司的自动扣留的建议。

如果出现以下情形，辖区办公室可以在自动扣留生效一年后请求终止自动扣留：

（1）货物有明确的生长季，且

（2）货物不会再出现这样的问题，且

（3）制定了获政府支持的方案来监控并处理该问题，且

（4）有证据表明问题已不复存在。

DIO 将监控与新鲜农产品的自动扣留有关的进口警告，以确保辖区办公室和／或总部对一年后是否解除或是继续实施对某产品或种植商的自动扣留做出判断。

十八、解除对进口商的自动扣留

如果某进口商因其某个特定产品首次被自动扣留，那么在进口商提交了令人信服的文件表明最近 5 批来自特定制造商的产品完全符合《联邦食品、药品及化妆品法》的规定后，方可提出解除自动扣留的建议。

如果该进口商的多种产品首次被自动扣留，那么在进口商提交了令人信服的文件表明最近 12 批产品完全合规后，才可提出解除自动扣留的建议。其中 12 批产品属于自动扣留涵盖的全部产品

的范畴，且属于进口商正常进口的产品。

如果进口商的自动扣留已经不是第一次了，就一种产品而言，进口商需要提交令人信服的文件表明最近 10 批产品合规后，方能提出解除自动扣留的建议。对于多种产品，则需要提交最近 24 批产品均符合相应法规要求的文件。

此外，进口商提出的关于解除自动扣留的申请还应有充分详细的说明，包括今后为了预防产品违规而采取的措施。

十九、基于企业检查后解除的自动扣留

基于因企业或者因为产品在生产过程中违反 GMP 的规定而对公司或产品实施的自动扣留，经重新检查（某些情况下，由非实施初次违规检查的机构执行）证实已采取了纠正措施，并经过中心批准后，通常可以解除对其实施的自动扣留。在某些情况下，公司可以通过提交足以证明其已采取纠正措施并克服了违规现象的资料或文件，经中心批准，可以解除对其实施的自动扣留。

二十、解除自动扣留的通知

依照本章第九节"当事方通知书……"，由负责发布自动扣留通知的同一个 FDA 部门通知当事方解除对其实施的自动扣留。

第九节 | 对非邮寄物品的"扣留通知书"

一、目的

为辖区提供以下信息：

1. 支持扣留的证据

2. "扣留通知书"的制作和发布

3. 依照《联邦食品、药品及化妆品法》第 801 条，或 FDA 执行的其他法所提出的指控

4. 被扣留货物的保管

5. 依照 801（d）（3）的规定对未确定采取进一步处理和出口措施的违规产品的扣留。

在本章节中的各项阐述仅作为 FDA 工作人员提供工作指南，而不

赋予任何个人以任何义务或权利，也不对 FDA 工作人员施加任何强制性的要求。本指南中的各项声明旨在统一全国范围内的进口执法活动。

二、背景

随着 FDA 自动化进口管理系统即 OASIS 的发展，已用"FDA 通知书"取代了专用表单"扣留与听证通知书"，同时附有对抽样物品及抽样检查结果的描述，用以说明特定的入关物品"已扣留"。使用"已扣留"及类似用语用作"给货主或收货人发出通知书"时可视为符合法律法规用语的要求。

"扣留通知书"告知当事人有权就涉嫌违反 21CFR1.94 而被扣留进行听证，以及对进口货物违反《联邦食品、药品及化妆品法》、《公共卫生服务法》（PHS 法）或其他法的指控进行确认。依照《联邦食品、药品及化妆品法》801（a）规定物品如果出现下列情况将被拒绝入关：（1）物品的生产、加工或包装不符合卫生条件，或者就某医疗器械而言，该器械生产、包装、储存或安装过程中使用的方法、或设备或管理不符合 520（f）的要求；或者（2）上述物品在其原产国或出口国中禁止出售或限制出售；或者（3）上述物品掺假或假冒商标，或违反 505 条规定。货主或收货人也有机会提供支持其商品入关的证据。

应当指出，法规不会特地发布通知书来指控进口商品的入关涉嫌违规。但是，21CFR1.94 条提出如果进口物品可能面临被拒绝入关，那么 FDA 辖区负责人应该向货主或收货人发出书面通知告知该处理结果。

三、证据、通知书的发布和指控准备

（一）实施扣留所需的证据

每一项扣留必须基于指证违反 FDA 所辖法律的证据。这并不意味着实施扣留必须要以全面检查为条件，也不排除依据非常简单的检查——只要其足以证明产品违规。

再者，扣留也不是必需要基于抽样检查，正如《联邦食品、药品及化妆品法案》801（a）条款规定，如果商品"经抽样检查或其他方法"显示违规，则拒绝入关。然而，对于未经检查即被扣留的的情况，则应有大量的文字性证据保证违规指控，如来自同一家公司的入关产品曾出现过违规现象——参见本章第八节有关"自动扣留"的介绍。

（二）扣留与听证通知书的发布

列有被扣留产品的"扣留通知书"被邮寄给申报人、海关登记的进口商和收货人（如与海关登记的进口商不为同一人），进口商依法负责确保其所涉商品符合所有与进口有关的法律法规。同样应给收到"抽样通知书"的当事人一份扣留与听证通知书的副本。

（三）指控准备

被扣留产品的"扣留通知书"上的指控声明是进口商获得其进口货物被指控违规的唯一资料。该指控应充分具体和完整，以便进口商能清楚地明白被指称的违规行为，从而做好答复听证的准备。对各项涉嫌违规行为应当分别提出指控。指控应当引用《联邦食品、药品及化妆品法》中涉及违规的相关条款，并以特定方式对涉嫌产品违规进行简要的阐述。指控应参照《联邦食品、药品及化妆品法》801 条中的规定进行起草，即："依照 801（a）（***）条的规定，由于该物品涉嫌⋯⋯，从而被拒绝入关"（*** 代表指控的条款）。指控应当依据《联邦食品、药品及化妆品法》中的有关条款，而非法规，除非《联邦食品、药品及化妆品法》不足以认定确切的违规现象。

依照 OASIS 系统发布被扣留产品的"FDA 通知书"的程序，负责认定物品合规的人员将从 OASIS 系统的指控列表中选择相应的指控。所选定的指控将包含在"FDA 通知书"中，必要时，对特别事项的注释也将由辖区办公室写进通知书中。例如，如果物品因存在某种特殊农药残留而被扣留，则辖区办公室将对 OASIS 系统提供的指控（使用叙述形式）用该特定的残留农药的名称进行注释。

四、被扣留货物的保管

海关和边境保护条例及《联邦食品、药品及化妆品法》[19CFR 113 部分、21U.S.C.381（b）] 规定，为了保护税收或确保商品符合相关的法律法规或指南，必须考虑提供一份担保。该担保包括要求支付入关商品价值 3 倍的保证金，以保证为涉及违规的各种情况提供担保（19CFR 113.62（m）（1））。

FDA 监管的所有正式入关产品均被 CBP 视为"受限制商品"，并因此要求在由 CBP 实施有条件放行前设立担保。非正式入关产品价值通常不超过 2500 美元可以不需要提供担保。需要 FDA 审核的非正式入关产品根据 CBP 规定需要设立担保。相应地，当已设立了担保（单笔进口担保或定期担保）后，在等待 FDA 的检查期间不必由 CBP 保管货物（参见 19CFR12.3）。然而，如果有理由相信货物不能完好保存，则应由 CBP 官员安排对货物的保管。

五、依照 801（d）（3）的规定对尚未确定进一步处
理和出口的违规产品的扣留

《1996 年 FDA 出口改革与实施法》，简称《出口改革法》，其公法第 104–134 号于 1996 年 4 月 26 日正式成法。技术修正案于 1996 年 8 月 6 日通过（公法第 104–180 号）。《出口改革法》包括允许药品、医疗器械、食品、色素添加剂以及营养补充剂等产品进口的条款，这些产品只有当其进口的目的旨在将进一步加工成产品出口时才允许进口，否则被认为不符合《联邦食品、药品及化妆品法》而被拒绝入关。

当某种产品依据《联邦食品、药品及化妆品法》801（d）（3）条的规定进口时，该条款要求进口商在入关时向 FDA 秘书处提交一份声明，表明进口或申请进口上述物品的目的是由原货主或收货人将其加工成药品、生物制品、医疗器械、食品、食品添加剂、色素添加剂或营养补充剂，然后由该货主或收货人依照《联邦食品、药品及化妆品法》801（e）或 802 条或《公共卫生服务法》351（h）条的规定从美国出口。如未在入关时提供该文件，则辖区办公室将会认为该产品不符合 801（d）（3）条中规定的条件。因此，如未在入关时提供该文件，且该产品依照《联邦食品、药品及化妆品法》801（a）条的规定属拒绝入关的产品，那么辖区办公室依照正常程序将发出"扣留与听证通知书"。如果辖区办公室未收到对"扣留与听证通知书"的答复，以说明产品符合进口转出口通知书的要求，则应当发布"拒绝入关通知书"一旦发布，

则仅在特殊情况下才由辖区办公室谨慎考虑解除该"拒绝入关通知书"。

第十节 | **对扣留通知书的答复（听证）**

一、目的

旨在为 FDA 行业办公室有关答复扣留与听证通知书的答辩人资格、答辩的期限、以及组织听证会提供指导。

本节中的各项声明仅为 FDA 工作人员提供操作指南，而非赋予任何个人以任何权利、特权或利益。

二、背景

《联邦食品、药品及化妆品法》801（a）条为属 FDA 监管的进口产品的货主或收货人提供机会向卫生及公共服务部部长提交有关其进口货物入关许可的证据。

21CFR1.94 节规定，如果某进口物品有可能被拒绝入关，则 FDA 的辖区负责人应向货主或收货人发送一份书面通知阐明原因。该条例进一步规定在通知书中须向货主或收货人指明其以口头或书面形式提交许可货物入关的证据的地点和期限。

随着 FDA 自动化进口管理系统亦即 OASIS 的发展，专用表单"扣留与听证通知书"已为"FDA 通知书"所取代，"FDA 通知书"包含对所扣物品的描述及为确保入关而应当采取的措施的说明。在标题"目前状态"下使用"已扣留"及类似用语用作"给货主或收货人发出通知书"时可视为符合法律法规用语的要求。

三、答辩人资格

如果进口商品可能会被拒绝入关，《联邦食品、药品及化妆品法案》801（a）条及 FDA 条例 21CFR1.94 给货主或收货人提供了一个提供证据以获得产品入关许可的机会。然而，该条例对有关"货主或收货人"的定义相当复杂。出于对条例的目的考虑，21CFR1.83（a）依据《1930 年度关税法》第 483、484、以及 485 条的规定将货主或收货人定义为拥有收货权利的个人（经 19 USC 1483、1484、1485 条修订）。

出于对《关税法》的目的考虑，只有提单上声明的收货人才可以作为进口商，除非该收货人在提单背书上将其权利授予了其他人。出于《关税法》的目的考虑，该收货人（进口商）被认为是进口货物的货主。如果该收货人（进口商）不是该货物的真正的货主，则该真正的货主可以向 CBP 的辖区负责人提交一份所有权声明，该声明将赋予真正的货主收货人应有的全部权利。因此，如果所有权声明已在 CBP 备案，我们有责任依法认可该收货人（进口商）或真正货主（如果真正货主不是收货人）有资格提交证词。

除了收货人（进口商）和真正的货主外，我们也认可在海关登记的进口商有提交证词的资格。（海关登记的进口商可以是个人或公司，是通过保证金来担保对进口货物进行妥善保管和处理使其符合相关法律规定。海关登记的进口商可以是经纪人、收货人、真正的货主或其他任何拥有货物担保权的人。）在大多数情况下，是由海关登记的进口商负责对"扣留通知书"作出答复。

收货人（进口商）、真正的货主或海关登记的进口商中任一指定的代表人都可代表收货人（进口商）的利益；然而，除非是授权代表人，否则辖区办公室应当要求其提供指定其为合法代表人参加听证的相关文件。如果 FDA 认可其他人为代表人，则收货人（进口商）、真正货主或海关登记的进口商可以申诉 FDA 否定或剥夺了进口商的听证权，或者投诉 FDA 允许未经授权人员涉入本案。

四、听证与延期

"扣留通知书"给所有人提供了一次机会，即在通知书上的扣留日期之后的 10 天内（如果因辖区情况需要更长时间做出答复，则可以延期）（周六、周日及节假日除外）可提交书面证明或申诉材料。该日期就是通知书中指出的"答辩截止日期"。提交证据可以采取多种形式，包括电话交谈、传真或邮件，但不得交给个人。然而，如果收货人（进口商）、真正货主或海关登记的进口商要求举行听证会，则应尽可能早的安排好日程。

答辩人在"扣留通知书"上规定的 10 天答辩期限内，可以请求对答辩期限予以延长，只要有正当理由，且延长期限的请求需以书面形式确认。延期请求最好以书面形式提出，但并非强制性的要求。上述请求应当由辖区办公室以书面形式做出答复。如许可该请求，则应当在答复函中清楚写明新的答辩期限。

一般来说，不允许无限期延长或过度延长。这也同样适用于基于
其他原因而不是为获得或准备与具体的扣留指控有关的证据所请
求的延期。总之，只有积极地寻求解决问题的办法方可获得延期
的许可。

五、听证会的审理：答辩人个人出庭

《联邦食品、药品及化妆品法》801（a）条规定的进口听证会程
序不同于《联邦食品、药品及化妆品法》305 条规定的听证会程序。
依照 801（a）条的规定，这是答辩人为其进口产品进行辩护的一
次机会和 / 或提供证据以展示如何使其进口产品获得入关资格的
一次机会。听证的类型从一系列电话交谈到第 305 条所定义的正
式会议等各种类型不等。对于进口听证会，尽管需要做笔录以存
档，但不需要正式备忘录。

听证会官员（通常为辖区合规官员，但也可以是由辖区办公室指
派的任何个人来组织听证会）应当避免任何偏见或先入为主的判
断，直到答辩人提交了所有的证据，并确保答辩人有足够的机会
提出所有相关的证据。如有疑问，答辩人应当被告知他们有权请
求更高一级的机构审议，包括负责扣留物品的 FDA 特定中心、监
管事务合作委员会、FDA 专员、卫生及公共事务部部长，以及有
权呈请法庭审理。

听证会应当只限于相关事务，同时应当要求答辩人仅限于对提交
的证据进行申述，而不允许只是试图对 FDA 的扣留决定进行质询、
追问、或评判。

如果在听证期限内，依据本案中的事实能够对扣留指控的合法与

否作出决定，那么听证会官员应当向答辩人宣布这一决定，并通过发布相应的"通知书"（拒绝、或放行等等）加以确定。如果海关登记的进口商不是答辩人本人，则还应将上述相应的"通知书"的副本发送给该进口商。

不必象 305 条中规定的那样当面向答辩人陈述听证会的决定，也不必向答辩人提供听证备忘录的副本。

有时，进口听证会的答辩人会试图权衡究竟是对拒绝入关提起申诉还是请求获准重贴标签或实施矫正等等（表格 FDA-766），或者，如果重贴标签或实施矫正负担过重，会再次提出对装运货物合法性的质疑。应当告知答辩人，正常程序要求答辩人首先对 FDA 指控的合法性提出一个观点，然后，如果答辩人认为该指控是合法的，则可以提出获准重贴标签或实施矫正或拒绝入关的请求。但这不能妨碍必要时进行关于采取何种措施以使物品合规的讨论。一旦举行了听证会且提交了获准重贴标签或实施矫正的表格 FDA-766，则不再召开听证会来决定物品是否应被拒绝入关。

有时，答辩人会请求立即发布拒绝入关通知书以便商品可以重新出口。这些请求同样应当由答辩人以书面方式进行确认。要求发布拒绝入关通知书的请求应当立刻执行。

六、听证会的审理：答辩人的书面答复 （邮件、传真等）

通过邮件方式答复扣留通知书，与举行听证会进行口头答复没有任何区别。听证会官员必须仔细考虑由 FDA 取得的证据以及在书面答复中提交的证据，然后再决定进口货物是否如扣留与听证通知书中所指控的违反了法案规定。上述所有答复均应当以书面方式回复,如发布相应的"通知书",清楚地阐述听证会官员的决定。如果海关登记的进口商并非答辩人本人,则应当将"通知书"的副本发送给该进口商。

关于答辩人、听证会的程序是否适宜,或对其他在本指南中未特别指明的问题有疑问,则应当提交给 DIO 进行处理(电话:301–796–0356)。

第十一节 | 拒绝入关通知书

一、目的

为该工作领域提供发布拒绝入关通知书的相关指导。本节涵盖了除价值在 2500 美元及以下的药品在内的所有物品。对于那些药品参见第四节"对邮寄药品的拒绝入关和行政销毁通知书"

二、背景

《联邦食品、药品及化妆品法》801（a）条指出当进口物品经抽样检查或其他方式显示违规时，财政部长应当发布"拒绝入关通知书"。该条款还要求对拒绝入关的货物进行销毁，除非它们在通知之日起 90 日内或依照相关规章在允许延期的时间内被出口。

三、指南

（一）谁发布拒绝入关通知书

法律规定，由财政部长负责发布"拒绝入关通知书"，财政部长也可以授权 CBP 来签发。按惯例，依照地方协定该通知书由 FDA 的辖区官员发布，同时附有 CBP 辖区总监的传真签名。为此，各 FDA 辖区办公室应备有 CBP 辖区总监的签名的传真印章，并由相应的工作人员保管，或有 CBP 的辖区总监的书面授权委托书，委托 FDA 工作人员签署并发布"拒绝入关通知书"。一旦 CBP 的辖区总监出现职位变动，则应当准备好新的印章。

发布"拒绝入关通知书"的合规官员或被指派的辖区办公室人员的姓名和联系方式将通过 OASIS 自动显示在通知书上。

（二）何时发布拒绝入关通知书

应当在下列情况下发布"拒绝入关通知书"：

1. 在指定的 10 日期限内（周六、周日及节假日除外）未收到对"扣留与听证通知书"的答复，且延期答复未获批准。（由于客观情况而影响到辖区业务而需要延长的时间应当注明。）

2. 依照获准的申请（表格 FDA-766）对被扣留货物进行重贴标签或实施矫正的处理也未成功。

3. 依照获准的申请（表格 FDA-766）已对被扣留货物进行矫正，且已同意被拒货物的出口时，可发布"拒绝入关通知书"。

4. 在对扣留指控的合法性举行过听证会后，听证会官员裁定指控合法且未提交表格 FDA-766。

注意：如果进口商对扣留行为提出申诉，在该申诉被裁定之前不得发布"拒绝入关通知书"。辖区办公室应当向 CBP 办公室发出延期通知以确保未进行保证金清算。

（三）拒绝入关通知书的发送

"拒绝入关通知书"始终是发送给海关登记的进口商（该进口商系接收"抽样通知书"的同一个人或同一家公司）。按照地方惯例，也给海关经纪人以及收货人（当两者都不是海关登记的进口商时）发送"拒绝入关通知书"副本。也必须将"拒绝入关通知书"副本发送给接收"抽样通知书"和"扣留通知书"的所有个人或公司。同时还必须向 CBP 发送两份该通知书。

（四）拒绝入关通知书中的指控

"拒绝入关通知书"中的指控应当与"扣留通知书"中所陈述的指控完全一样。如果需要在"拒绝入关通知书"上添加或修订指控，则必须首先发布一份修订过的"扣留通知书"，并应为有机会举行听证会或提交表格 FDA-766 再给出 10 天的期限（周六、周日以及节假日除外，必要时可延期）。

拒绝入关通知书的格式范例和由电脑生成的通知书的范例将在以后提供。

（五）何时结案

在发布"拒绝入关通知书"后，案件应当保持开放状态直至收到 CBP 发回的显示货物出口或就地销毁的拒绝入关通知书副本。

如果在 100 工作日内未收到 CBP 发回的副本，则应向当地的 CBP 港口办事处致函询问有关货物的状态或与其建立达成一致的其他处理程序。

必须注意监控被拒货物的最终处置，因为 FDA 曾经遇到过此类货物被分流到国内商业渠道而未出口或销毁。辖区办公室应当依照本指南对被拒货物进行跟踪。

（六）超过 90 日的延期请求

如果收到请求延期 90 日以上以便出口或销毁被拒货物的申请，该请求应当提交相应的 CBP 办公室进行处理。由于"拒绝入关通知书"属于 CBP 的职权范围，FDA 无权批准上述延期请求。

（七）案件的重新审理

除非 FDA 错发了"拒绝入关通知书"，通常不会为了给请求人听证的机会或提交申请（表格 FDA-766）以获准重贴标签或实施矫正的时间而考虑宣布通知无效。随意取消通知书容易给在海关登记的进口商一种暗示，即没有必要在法定的期限内对"扣留通知书"作出答复，同时也会加大 FDA 及 CBP 的文字工作量。后一种结果会对我们及时处理所有进口事务造成不利影响。

如果合规官员认为可以取消拒绝入关通知，那么必须获得负责确认货物被出口或销毁的 CBP 办公室的许可。在收到 CBP 的许可之后，应当将取消通知书的信函发送给请求人，同时将其副本报送 CBP 以及所有收到过"拒绝入关通知书"副本的相关人员和公司。在信函中应该给出不超过 10 日的期限（周六、周日及节假日除外）以便组织听证会或提交表格 FDA-766。

注意：由于考虑到扣留货物在最终处置之前进行了保证金清算，有些辖区在对矫正或申诉做出最终决定之前已建立了向 CBP 发布"拒绝入关通知书"的程序。在该地方性程序实施时，辖区办公室应遵循与 CBP 办公室达成的地方性程序。

第十二节 | 矫正

一、目的

为辖区办公室处理请求批准对扣留商品采取措施使其合规的申请（表格 FDA-766）提供指导。

二、背景

《联邦食品、药品及化妆品法》801（b）条规定，海关登记的进口商（也是货主或收货人）可以向 FDA 提交一份书面申请（表格 FDA-766），请求批准对掺假、错误标识或违反 505 条的物品通过采取重贴标签或其他措施，或是将其归为非食品、药品或化妆品类而使之合规。该条还规定该申请应当提供一笔保证金进行担保，以作为违约时的罚金。FDA 负责对该申请书进行许可。

三、谁可以提出申请

一般而言，货主或收货人（前提是该公司或个人以保证金担保对货物的保管和处理）或其指派的代理人（如海关经纪人、顾问等）是唯一能提交矫正申请或使扣留物品转变成为非食品、药品、医疗器械或化妆品类的合法人。在某些情况下，进口商（经纪人）或其他经授权代表货主或制造商（如果为放射性保健用品）处理事务的代理人也可以提交申请，前提是提供保证金作为违约担保。不过，在许可货主或收货人提交的申请之前，应当联系在海关登记的进口商以确保其不反对。

通常，申请书往往是由未交付货物保证金的海关经纪人或最终收货人提交的。对这样的申请书不应给予考虑并应退还给申请人，同时注明只接受海关登记的进口商、货主或收货人提交的申请，且需有足够的保证金作为担保，除非向辖区办公室提供了准予其代表货主处理该事务的授权。

四、申请处理机制

表格 FDA-766 总体上分为 4 个部分。该表格的样本参见展示 3-2（正反两面）。有关该表格的说明及注释如下：

（一）建议部分

申请人填写好该表格的上面部分（正面），并一式三份（或一式四份）提交给发布"扣留与听证通知书"的 FDA 辖区办公室。必须详细说明使货物合规所采取的方法。例如，诸如"采用烟薰和清洁"这样的说法不够充分，因为缺乏薰剂的名称、使用方式和持续时间、对清洁过程的详细描述等。此外，申请人应当指明对被拒物品的处置。（通常该申请应当提供 21CFR1.95 及 1.96 分章所规定的全部资料。）

（二）申请意见部分

表格的"申请意见"部分是 FDA 用来给出批准或驳回该申请的意见的。正本应当发回给申请人，第一副本给辖区办公室存档，第二副本提交给 CBP 备案。如果有第三副本则也应当给申请人。

如果辖区办公室对所建议的方法的充分性持有疑问，则该事务应当交给相应的总部中心进行评审。

如果以往的经验显示，所建议的方法不会有效，则应当驳回该申请。只有当重贴标签或采取其他措施可以有效并使得产品能够被接受的情况下，才能批准该申请。

建议在批准的申请书中应当包含这样的声明："货物应当保存完好无损直至收到 FDA 的放行通知书。"因为以往的经验显示，矫正后的货物有时会在 FDA 确定矫正的充分性之前被分销掉。在这种情况下，申请人有时会向 CBP 声称他不熟悉或者是第三方（实际的矫正人）不了解 FDA 的工作程序。因而，如果以后有必要向 CBP 建议采取保证金措施时，那么将上述申明列入到申请书中对 FDA 是有利的。该声明可以起到向申请人正式通告我们的工作程序及他应承担的责任的作用，同时也可以在担保措施中拒绝其申请。

如果建议涉及到对被污染产品采取矫正措施，而此时设备和设施的卫生环境又为决定性的因素，则辖区办公室不应当批准该申请，直到申请方增加了以下条件，即在矫正措施开始前的指定时间内通知 FDA 对实施矫正的公司进行检查。例如依据《联邦食品、药品及化妆品法》402（a）（4）的规定对受昆虫污染的调味品的矫正，原因是在不卫生条件下对产品进行清洁而导致产品被污染。

申请不应当在"基于以下条件下予以批准"一栏下批准。如果还有一些条件应当包含在所建议的程序中而未包含，则应当否决该申请并通知申请人只有当这些条件都包含在内的申请方会重新考虑。从以往的经验来看，有时申请人既不同意也不能明白或了解这些条件而造成许多麻烦和问题。申请因不全面而遭否决并建议重新提交申请以解决该问题时，申请人往往既不承认其不了解也不同意该问题，理由是他们正在处理该问题。例如，当不合格问题未得到解决时，申请应被否决。并在表格 FDA-766 中告知申请人否决的理由，同时表明如果在新的申请中涵盖了对不合格问题的处置那么将会考虑新的申请。只有诸如完成日期等小问题才在"基于以下条件下予以批准"一栏下说明。

（三）进口商的证明材料部分

表格 FDA-766 中"进口商的证明材料"部分是申请人用来告知FDA，重贴标签或其他措施已经完成并且产品已做好检验或抽样的准备。在提交证明材料的过程中，申请人应当补全已发回给他的申请书正本，然后将申请书提交给 FDA。

（四）检查报告部分

表格 FDA-766 中"检查报告"部分供 FDA 或 CBP 的检查官员使用。后来该部分被指定的辖区官员用来准备起诉单及"放行通知书"或"拒绝入关通知书"。

五、修订后的申请书

申请人在任何时候对矫正建议所做的任何修改都必须填写修订申

请，并必须经 FDA 同意。因为口头做出的修改请求会造成误解，并且如果今后必须要求申请人提供担保措施时会产生问题。

六、请求延长期限以完成矫正

有时申请人无法在指定的期限内完成矫正工作。辖区办公室基于申请人提交的书面申请以及说明了正当理由，可以同意延长期限。不能同意过度延长期限的请求，因为时间越长，发生意外或有意偏离的可能性以及装运货物受掺杂的可能性都会增加。通常，不应当批准第二次的延期请求，除非申请人有令人信服的理由。

七、被掺杂商品的矫正失败

有时申请人对被掺杂商品采取的矫正会不成功，尤其是在产品被污物（昆虫、啮齿类动物的粪便等）污染的情况下。如果再次申请没有什么益处则不应当批准其再次尝试实施矫正的请求（表格FDA-766）。

如果申请人很想这么做也可以提交第二次申请。然而，该申请通常不会被批准，除非在矫正措施上有重大变化以确保有极大的成功把握。如果第二次申请仅仅是把原申请重新提交，则不应当被批准。

在批准第二次申请时，辖区办公室应当在申请的"申请意见"部分声明："如果此次矫正尝试未能使商品合规，则今后的矫正申请不予考虑。"

请求实施第三次矫正通常不被许可。因为允许无限次的矫正尝试只会鼓励进口商将被严重掺杂的商品进口到美国。

八、对矫正后还达不到 FDA 要求的商品的处置

如果申请人不能对货物实施矫正以达到 FDA 的要求，则应以通常的方式发布拒绝入关通知书。参见本章第十一节中的"拒绝入关通知书"。如果涉及到 FDA 的监管费用，则应当发出表格 FDA-790。参见本章第十三节"监管费用"。

九、矫正措施

（一）新药品的重贴标签

海关登记的进口商常常想要通过矫正标签以使该药品不属于新药类等来使因为新药指控而被扣留的药品合规。有时，这些药品似乎不含有害成分。典型的例子就是中草药制剂，标签标明促进血液循环、提高性功能、治疗头痛、惧风畏寒、背神经痛、骨痛、急性或慢性神经痛以及其它由风湿病引起的疼痛。

不允许对因为新药指控而被扣留的药品进行重贴标签来使其合规。否则不符合消费者的最大利益。经验显示，上述药物可能含有未申报的成分，如保泰松和氨基比林，会对使用者带来严重的危害。同样应当注意，在国内市场因为新药指控而被没收的任何药品不能重贴标签后再进入市场，如果是被法庭查封的则必须销毁。

（二）对含活和／或死昆虫的生咖啡豆和可可豆的矫正

当初制定该程序是依照《行政指令》7403.01 对含有活和／或死昆

虫而被扣留的生咖啡豆进行矫正（CPG 510.500），该程序目前已扩展到可可豆（CPG 515.750）。

以前当生咖啡豆因含活和／或死昆虫而被扣留时，海关登记的进口商会提交矫正申请（FDA-766），说明先采用烟熏和清洗措施然后再送往烘焙工厂。咖啡加工行业认为，大多数烘焙工厂在咖啡豆处理过程中都包含了清除死虫和异物的清洗过程。加工前的清洗和去除异物会导致重复清洗，并给进口商及最终消费者造成额外的费用。

为避免重复性加工，进口商可以选择使用以下备选的矫正程序。

商品因生虫而被扣留后，海关登记的进口商或收货人必须提交矫正申请（FDA-766）。FDA-766 须明确要使用的熏蒸的程序（包括熏蒸剂的名称和数量、熏蒸的时间等）。申请书还应包括完成清洗工序的烘焙工厂的名称和地址；在清洗过程中用到的设备；清洗开始的日期和时间；在整个矫正工作结束后，还应向 FDA 提交一份签字的声明，证明加工者已经圆满完成了矫正工作。必要时，出于监督考虑，FDA-766 要获得批准，前提条件是要保留下脚料（尾料）以供 FDA 检查并在随后 CBP 或 FDA 的监督下销毁。作为许可该申请（FDA-766）的条件之一，熏蒸工作必须在将产品移送到烘焙工厂之前完成。辖区办公室可以自行决定对产品进行检验，以确定熏蒸的效果。如果要更改指定的清洗日期或时间，进口商应当在该指定日期前至少 72 小时内通知监督矫正工作的辖区办公室。

依照本程序首次提交 FDA-766 申请书时，应当核实是否有近期对清洗设备进行过检查的记录。如果没有，则在将咖啡豆运到烘焙工厂之前，应当对该工厂进行检查，以确定其符合 FDA 的要求，随后才能批准该申请。如果检查符合要求，则由辖区办公室通知进口商，产品可以发往该烘焙工厂了。这项检查应避免不必要的延误，以免增加进口商的储存费用。

在初次检查之后，辖区办公室可以自行决定实施后续检查，以确定工厂的清洗工作是否符合充分矫正被扣留产品的要求。

对加工厂和加工设备进行检查以确定是否符合要求以及对矫正后的具体商品进行检验所用的全部时间须计入监管费用中递交给海关登记的进口商。扣留货物的转运都需在海关保税之下并且使用经许可的运输工具来进行。

当仅因含有死虫子而被扣留时，则上述程序在使用时可排除熏蒸环节。如前所述，本程序不适用于因昆虫损害和 / 或发霉而被扣留的咖啡豆。

（三）生物制品的矫正

未经许可的或无有效的 IND 而被拒绝入关的生物制品不实施矫正，除非改变该产品的用途使其成为非生物制品、非药物制品，并且修改相应的标签。生物制品的矫正申请需经美国生物制品评价与研究中心（CBER）许可。

第十三节 ｜ 监管费用

一、目的

对与进口或供进口的食品、药品、医疗器械、烟草制品和化妆品商品的重贴标签、或矫正有关的监管费用提供统一的程序，直至FDA 决定批准产品入关。程序包括用 FDA–790"监督费"表格，结合表格 FDA–766"申请批准重贴标签或实施《联邦食品、药品及化妆品法》的其他措施和其他相关法案"来制作那些费用。

二、背景

《联邦食品、药品及化妆品法》801（c）条（即 21U.S.C.381（c））要求由进口或供进口的属 FDA 监管的货物的货主或收货人支付所有费用，包括车旅费、出差津贴或生活补助，以及与监督重贴标签或其他措施（"矫正"）有关的美国政府工作人员或雇员的薪水，这些措施由 FDA 依据《联邦食品、药品及化妆品法》801（b）条款的规定来使货物合规，或者使之成为除食品、药品、医疗器械或化妆品以外的物品。还包括与监督被拒货物或其部分的销毁或出口有关的费用，这点在 FDA 的重贴标签或矫正授权中已指明。上述费用的金额由法规条例确定（参见 21 CFR 1.99）。

1985 年，美国 CBP 财务管理部门在其位于印第安纳洲首府印第安纳波利斯的财务部（ASD）合并了 FDA 监管费用的所有账单开具程序。支付的 FDA 监管费用存放在美国国库杂项收入账户。

三、监管费用

在申请批准重贴标签或实施其他合规措施（参见 21 CFR 1.95）的表格 FDA-766（或其他申请表）中，申请人依照现行法规同意支付所有监管费用。21 CFR 1.99 描述了申请人必需支付的监管费用。21CFR1.99 规定 FDA 监管人员和 FDA 分析人员的每小时收费率是基于联邦政府职员总表（GS）的薪资表。在每年的开始，ORA HQ 发送一封电子邮件给 ORA 现场工作人员，通知现场工作人员基于目前 GS 薪资表的 21 CFR 1.99 规定的每小时收费率。依照 21CFR，该邮件也通知 ORA 现场工作人员当前的里程偿还率，里程偿还率被用于计算监管人员的车旅费。下文提及的"条例（21 CFR 1.99）给出的现行税率"和"现行里程率"应解释为指上述年度电子邮件中规定的现行税率。这些税率应当在 FDA790 表的"每项费用"栏目相应的条目中重申。

21 CFR 1.99 规定这些费用须包括，但不限于以下内容：

（一）FDA 监管人员的车旅费用

1. 如果是乘坐政府专车出差，则该费用应包括里程费加任何通行费。乘坐政府专车的里程费应在 FDA790 表中的"汽车使用"

下说明，并按目前的里程率乘以行驶总里数来计算。全部费用应在 FDA790 表中的"其他交通费用"项下说明。

2. 如果乘坐公共交通工具，则该费用为实际的交通费用。公共交通费用应在 FDA790 表的"其他交通费用"项下说明。

3. 在支付除上述费用外的任何交通费用之前应获得监管许可，但是，如果获得许可的话，应在 FDA790 表的"其他交通费用"项下说明并列出清单。

（二）出差津贴。依照法律 / 现行法规规定，以出差津贴来补贴去外地出差的 FDA 监管人员的生活费。

（三）FDA 监管人员的劳务费。按规章（21 CFR 1.99）规定的现行费用计算。该费用包括监管人员的行政支持费及工时费，因此，不再对这些条目单独计费。

（四）FDA 分析人员的劳务费。按规章（21 CFR 1.99）规定的现行费用计算。该费用包括实验分析人员的行政支持费和 FDA 实验室及仪器设备的使用费，因此，不再对这些条目单独计费。

不应收取下列费用：

1. 花在审查、批准、拒绝、修改和 / 或处理重贴标签或矫正的请求和建议的时间。

2. 合规人员的监管服务（例如，确定相应的行动日程，协调监管组织工作，执行上述 1 中所述的服务等）。

3. 任何 FDA 中心工作人员或 ORA HQ 的工作人员支持监管的服务。然而，费用应包括监管人员或 FDA 实验分析人员花在咨询或其他就监管问题与 FDA 中心或 ORA HQ 工作人员进行联系的时间，该费用按照规章（21 CFR 1.99）规定的现行监管人员或分析人员的费用计算。

如果必须要有多个监管人员或实验分析人员，那么费用应包括每一个监管人员和 / 或实验分析人员的服务，该费用按照规章（21 CFR 1.99）规定的现行费用计算。

每个监管人员和分析人员的最低劳务费用总额不得少于 1 小时的费用。1 小时后的应当以 1 小时的倍数来计算，四舍五入。例如，如果监管人员提供的服务：

1. 不到 1 小时 30 分钟，则按 1 小时计算费用。

2. 大于 1 小时 30 分钟，但不到 2 小时 30 分钟，则按 2 小时计算费用。

3. 大于 2 小时 30 分钟，但不到 3 小时 30 分钟，则按 3 小时计算费用，等。

21 CFR 1.99 规定监管费用包括但不限于上述费用。其他不属于上述费用的杂项费用，应按实际产生的费用收取杂项费用，并且应当在 FDA790 表中的"杂项费用"项目中列出清单。然而，杂项费用仅在很不寻常的情况下才得到保证。因此，在产生或收取杂项费用之前应获得相应的监管许可。

每次尝试重贴标签和进行矫正，不管是否成功都应支付产生的监管费用。

四、费用清单的编制与提交

将来 OASIS 功能的提高可能会实现采用电子方式处理监管费用清单（并附有确认与结算信息），以供辖区办公室在将费用提交给 CBP 财务部时使用。在 OASIS 该功能进入实际应用之前，各辖区办公室将继续使用表格 FDA-790。

只有在商品矫正工作完成之后才对表格 FDA790 和 FDA766 上的费用进行估算。表格应当在同一时间填写并提交。表格 FDA790 中有关时间和费用的"合计"金额应当等于表格 FDA766 中的"时间和监管费用"金额。

除了上述监管费用信息外，表格 FDA790 还必须包含 CBP 入关号和入关日期、海关登记的进口商的姓名、船名、产品描述、收货人（如果与海关登记的进口商不是同一人）姓名、FDA 抽样号（如果需要）、以及 FDA 辖区办公室的地址。

扫描已完成的表格 FDA790 和每一个清单所涵盖的入关货样的 FDA 放行通知书、拒绝入关通知书或 FDA 部分放行通知书发送到下列地址，并将每个文件发一封邮件到 REIMBSVCS@cbp.dhs.gov：

美国海关与边境保卫署
财务部 – 费用组
6650 电讯传动网络 100

印第安纳洲印第安纳波利斯 46278

联系人：
Sheri Malicoat
邮箱：sherimalicoat@dhs.gov
办公室电话：317–614–4490

FDA 辖区办公室将已完成的 FDA790 原件及 FDA 放行通知书、拒绝入关通知书或 FDA 部分放行通知书副本存档。因包含了一份 FDA 放行通知书、拒绝入关通知书或 FDA 部分放行通知书副本连同已完成的 FDA790 表格，因此不难确认清单上涵盖的确切的入关货样。

如果不能通过电子邮件提交这些文件，那么将已完成的 FDA790 表格原件和一份副本，连同 FDA 放行通知书、拒绝入关通知书或 FDA 部分放行通知书副本邮寄至上述地址并进行联系。FDA 辖区办公室将已完成的 FDA790 原件及 FDA 放行通知书、拒绝入关通知书或 FDA 部分放行通知书副本存档。

不要将已完成的 FDA790 表格副本直接送给申请人。由 CBP 负责联系申请人以获得清单的支付款。CBP 也可以在清单上增添由其工作人员产生的与入关有关的任何费用。

五、监管费用的支付

CBP 会通知申请人向 CBP 财务部而不是地方 FDA 办公室付款。如果申请人付款给 FDA，则 FDA 辖区办公室应当将该支付款通过挂号信退还给该组织或进口商，并附带说明将该款按上述地址汇给 CBP。

CBP 在收到汇款后，按惯例不会通知 FDA。如果申请人拒绝付款，则 CBP 会对进口商的保证金采取适当措施，或对该进口商今后的进口货物进行扣押。

第十四节 | **保证金措施**

一、目的

通过恰当运用 CBP 的保证金条款，以及 FDA 的执法权，努力阻止进口货物在获得 FDA 放行之前分销入境，旨在提高 FDA 进口工作的效率。

二、背景

《联邦食品、药品及化妆品法》801（b）和 536（b）条以及 21 CFR 1.97 规定，直到同意履行保证金（通常被 FDA 称为"运返保证金"）后，申请进入美国的货物才可以交给货主或收货人。该保证金提交给 CBP，作为在违约情况下支付的罚金。（交付保证金的个人或公司即为"海关登记的进口商"。）

该保证金条款适用于依照 CBP 的要求返运货物或其中的部分货物，也是依法执行重贴标签或其他合规措施或将其变更为除食品、药品、医疗器械或化妆品以外的产品应执行的条款。

FDA 辖区工作人员在评估保证金违约及违约处罚金时具有并可以行使执法自主权。尽管确切地说 FDA"很少从宽处理",但应当指出,各辖区在他们的职权范围内,在适当的情况下,依据他们自己的判断,拥有并且可行使自主处理权。有关适当情况的一些实例将在"处罚建议"中加以阐述。

三、保证金违约

一旦交付了保证金,法律并未特别要求在 FDA 决定是否抽样期间进口商必须将装运货物存放在任一指定的地点。然而,在 FDA 决定采集样本的情况下,如果货物已离开港口地区,CBP 可以依照保证金的条款,要求进口商运回整批货物或其中的任何部分以供抽样。如果不能应 CBP 的要求运回货物,则该进口商将接受违约金评估。

进口商要求将货物立即分销时,辖区工作人员应当建议其等待处理机构作出准予入关的决定后再分销。一般来说,在 FDA 抽样和 / 或放行前,或者在 FDA 的授权代表表明货物可以不经检验而予以放行前,该货物已被分销待售,并且进口商不能应 CBP 的要求将其运返时,则产生违约金。

商品不能应海关要求运返而可能导致违约金的几种情形示例如下:

1. 在 FDA 决定是否抽样之前货物已被分销;

2. 在 FDA 已经决定抽样但样本还未采集之前该货物已被分销;

3. 在收到"扣留通知书"之前或之后，涉嫌违规的货物已被分销；

4. 依照获批准的授权重贴标签的申请或执行《联邦食品、药品及化妆品法》801（b）下的其他措施（表格 FDA-766）实施重贴标签或矫正的货物，在 FDA 对其进行检查和 / 或抽样前已被分销售出。

5. 已发布过"拒绝入关通知书"的货物被分销。一旦发生上述任意一种情形，FDA 辖区工作人员应当以书面形式将该情况报告给 CBP 港口负责人，由 CBP 展开调查以确定是否发生违约。递交给 CBP 的报告应当严格真实，并附有详细的背景资料以便 CBP 对案件作出准确的评定。同时，在海关登记的进口商有机会提交证据之前，报告中不应当包含任何建议，也不应当对案件轻下判断。在 CBP 进行必要的调查过程中，FDA 辖区办公室应当给予充分的配合。

在 FDA 决定是否抽样之前，或者在发布"抽样通知书"但样本尚未采集之前，如果进口商已经分销了装运货物，则书面报告应当要求 CBP 下令运返货物以供抽样。

在将上述报告递交 CBP 时，如果货物已被抽样并已发出"扣留通知书"，则应该发布"拒绝入关通知书"。拒绝入关通知应当按照惯例执行。

注意：在 FDA 尚未对货物进行抽样的情况下，不要求发布"扣留通知书"与"拒绝入关通知书"。

在货物未经 FDA 抽样即已被分销的情况下，FDA 应当考虑通过内销渠道进行跟进，如采集官方内销样本。一旦 FDA 采集了样本并显示违规，并且货物尚未被返运时，FDA 可以考虑建议没收，或采取其他措施，以避免违规产品被分销。

四、保证金处理程序

如果 CBP 在审核 FDA 的报告连同其他资料后确定该物品无权入关，那么 CBP 可以向海关登记的进口商发布运返通知书（CBP 表格 4647）。如果未在指定的时间（目前为 30 日）内将货物运返，CBP 的规范规定应发布违约罚款通知书并要求付款（CBP 表格 5955A）。CBP 已将确定的违约金金额修订为未运返的受限商品价值的 3 倍（19 CFR 113.62（k）），并将入关所需交付的保证金的金额提高到了商品价值的 3 倍（CBP 指令 3510–03，1/14/91）。这些金额为本《监管程序手册》发布之日的规定。现行规定请查阅 CBP 的规章。通知书（海关表格 5955A）通常会要求为未运返商品交付规章中所规定数额的违约金并加上关税。如果海关登记的进口商认为存在减轻处罚的情况，该通知为其提供一次反驳的机会，并以书面申诉的方式解释他或她不接受上述处罚的理由。

海关登记的进口商通常会向 CBP 提交一份申诉书，要求取消违约罚款通知书或者愿意少付一点。如果存在减轻处罚的情况，则 CBP 及 FDA 可以同意少付一点。参见 21 CFR 1.97（b）。

如果海关登记的进口商拒绝支付 CBP 和 FDA 同意的数额，那么该进口商可以选择将本案提交 CBP 法庭。通常，如果法庭裁定同意政府的决定，则该进口商必须支付原定金额的违约金。

五、保证金责任

当海关登记的进口商为海关经纪人而非最终收货人时，通常会以该经纪人未参与商品的分销为由请求取消违约金。应当强调，任何海关登记的进口商都已认可保证金中规定的义务，更为重要的是同意运返。如果上述保证金持有人寻找借口为其义务开脱，则保证金中的条款将无法履行，等于是怂恿在放行前分销进口商品的行为。应当向海关经纪人指出，他们承不承担海关登记的进口商的义务完全出于自愿。如果作为海关登记的进口商报关时，海关经纪人需承担保证金所规定的所有义务。

六、处罚建议

在评估一起保证金案例时，应当记住，保证违约金旨在让未经批准而分销的货物无利可图。常常处罚的金额过小，以至于这样的处罚实际上是鼓励了对未来进口商品的非法分销。

如果无加重处罚的理由，可以使用下列减轻因素来决定减轻处罚是否适当。辖区无疑具有执法自主权，可以考虑依据其他情况减轻处罚。

1. 货物在扣留后但在发布"拒绝入关通知书"之前已被运返出口，原因是出口商不知道他／她应当等到"拒绝入关通知书"后才能运返出口。进口商能够提供文件证明指定被扣留的商品确实已被运返出口。

2. 货物依照"立即发运入关"的规定被 CBP 放行，并在 FDA 放行之前被分销，原因是该货物是第一次依照《联邦食品、药品及化妆品法》申请入关，而该进口商还不了解 FDA 的要求。

3. 进口商无法控制的情况，如：

（1）货物在等待 FDA 许可期间存放在公共仓库内，尽管该进口商已指令保持该商品不动直至收到进一步的通知，但还是无意中被发运出去了。该进口商必须能够证明下达过上述指令，并且须经 FDA 加以证实。

（2）被保管的装运货物在等待 FDA 许可期间失窃，或在事故中遭到损坏或被毁。FDA 工作人员应当从该进口商处获得该起盗窃或事故的书面资料，然后考虑建议减轻处罚。

4. 这是责任方首次也是唯一的一次未能在两年内将货物运返，且该公司在提供海关登记证以及启动召回等措施上与 FDA 的合作向来很积极。

5. 尽管不能进行审核抽样，但已有 FDA 分析报告或者令人信服的私人实验室分析报告证明其未违规。注意：反复出现（两年内达一次以上）无法进行审核抽样的情况会构成加重处罚的因素。（参见下文的加重处罚因素。）

6. 进口商在该地区有着良好的合规记录。

（1）进口商自从在该 FDA 辖区内从事贸易活动以来仅有过一两次保证金违约，在其所有经 FDA 检验的进口货物中所占比例极小；并且

（2）进口商在该 FDA 辖区内从事商业活动当中有着良好的进口商品合规记录且与 FDA 有着全面的合作；以及

（3）该进口商一得知后就尽全力试图追回货物。

在此提醒辖区工作人员当他们依据其他相关因素来决定是否减轻违约罚金时，可以使用自己所拥有的执法自主权。

尽管在过去以下情形常被进口商用作"减轻条件"，但不应视为真正的减轻条件：

（1）遗失的商品数量；

（2）违约的严重性。

注意：FDA 可以通过考虑某公司以往的保证金违约记录来说明该进口商（例如：经纪人作为海关登记的进口商）了解 FDA 及 CBP 的工作程序，因此不适合减轻罚金。

此外，还有一些加重处罚的因素可阻止任何减轻罚金的决定。这些因素如下：

（1）试图故意避开 FDA 的监督。

（2）欺诈。

（3）未运返产品已对公共健康造成了伤害或构成了危险。

七、减轻处罚的指导原则

"运返保证金"是 CBP 的要求，而减轻处罚是 CBP 的程序。因此，只有向 CBP 递交减轻处罚申请并提交给辖区办公室进行评估，FDA 才会考虑减轻处罚。

与减轻处罚的基本决策一样，辖区办公室具有执法自主权，可依据自身对事实的判断和评估来决定减轻处罚的程度。在决定减轻处罚的金额时应考虑以下常用原则：

1. 在涉及到商品已被证实出口、进口商初犯、以及进口商无法控制的情况下，（参见上述"处罚建议"中的 1 到 6 条）辖区办公室基于他们对申请书中的事实的判断，可决定将罚金减轻到较小的数额或建议不予处罚。

2. 在其他情况下，辖区办公室通常会考虑将处罚减轻至未运返商品的总价水平。减轻处罚的程度取决于对申请书中事实的评估。但是，除了第 1 条中提到的情况外，低于未运返商品总价的处罚应当仅限于在特殊情况下才考虑。

如果辖区办公室对建议的罚金数额有疑问，则应当将该案件提交给 DIO 进行审议。

八、处罚措施的跟踪

在这些功能可以在 OASIS 上应用之前，各辖区办公室应保留保证金违约与罚金的文档，以防万一有必要核查海关登记的进口商以往的违约记录。上述文档的格式由辖区办公室自行决定，然而，至少应包含以下信息：海关登记的进口商姓名及地址；所涉及的产品；未追回商品的价值；支付的罚金；实施日期；样本编号；扣留原因；以及采取保证金措施的简要理由。不必再发送一份保证金措施清单给进口工作业务部（DIO）。

第十五节 | 进口信息指令

一、目的

确认并发布进口信息（产品存在的问题、违规倾向等），以便提供一份有效的进口信息报道方案。

规范启动、准备、批准、发布、修订、以及取消进口信息指令（进口警告以及进口公告）的正式程序。

二、背景

在 1972 年以前，FDA 没有正式的体系来发布进口问题信息，尽管偶尔也会为此发布"进口通告"。FDA 通常只能在各辖区间进行有关进口产品信息的报道，结果是对消费者不能起到有效的保护。

1972 年正式建立了名为"进口警告程序"体系。进口警告取代了进口通告。在《监管程序手册》（RPM）的最新修订版中增加了有关启动、准备、批准、发布、修订以及取消进口警告的详细指南。FDA 的进口警告检索系统（FIARS）于 1987 年投入使用。FIARS 是进口警告与公告的一种电脑格式，使得用户可以通过关键词或全文搜索来检索警告或公告。FIARS 程序保存在各辖区的虚拟地址扩展系统（VAXs）中，由进口工作业务部在收到 EMS 发来的新的警告或公告后进行更新。

三、方法

进口信息指令包括下列由 DIO 发布的文件：

1. 进口警告确认问题商品和 / 或承运商和 / 或进口商，并为进口范围提供指导。进口警告也确认符合自动扣留标准的产品或承运商（参见本章第八节对自动扣留的讨论）。

2. 进口公告通常仅提供信息。虽然信息可以用来确认可能的问题，但公告却不能提供政策或进口范围的指导，尽管在某些情况下可以提供抽样建议。

四、进口警告

进口警告极大地提高了在进口问题方面执法的一致性。进口警告会对国内外经济与贸易事务产生重大影响。

（一）启动进口警告

新的进口警告可以由辖区办公室、中心部门、或任何其他总部部门提出。进口警告建议应当得到请求单位的相应管理部门的许可。

向 DIO 提交进口警告建议。在建议书中包括以下信息：

1. 该进口警告的目的。

2. 所有相关的背景资料，如样本检验结果、违规率或违规倾向等。

3. 该问题（如健康危害等）对国家的意义。

4. 进口货物量、进口商数量、国外承运商、所涉及的国家、以及其他产品信息如是否为季节性的等。

5. 对产品准确而完整的说明，包括包装及储存方法。

尽管不作要求，但是强烈建议将进口警告的提议草案与建议书一同提交。FIARS 指南 00 至 05 号文件提供了进口警告的格式。

经审核后，DIO 会准备一份包含进口警告草案、表格 FD–2306（清关记录）以及其他有关资料的批准文件。如果数据不完整或不充分，则会通知该草案的发起人。

（二）进口警告批准程序：

DIO 负责进口警告的批准与发布。批准材料将会发送给相应的中心、业务办公室（OO）以及首席顾问办公室进行批复，必要时还将发送给科学监管办公室（ORS）以及执法及进口业务办公室（OEIO）。如需修订，该材料应当发回 DIO 进行修改。经批准后，DIO 将通过电子邮件业务（EMS）发布该条警告，并将该警告载入合规管理系统（CMS），同时在国家入关数据库供筛检。

（三）批准时限

应当尽力加快进口警告的批准过程。每个批复部门应当尽可能在两天内完成对每条警告的审核与批复。涉及健康危害的进口警告应当专人亲手交给下一个批准部门并／或应当得到电话许可。

在遭遇批准延误时，批准单位应当通知 DIO（301-796-0356）。批准后，DIO 应当通过电子邮件发布该条进口警告。

（四）进口警告的审核

如果条件允许，所有两年以上的进口警告应由 DIO 每半年审核一次，以确定其目前是否仍然有效。审核工作应包括对过去一年中的扣留活动的评价、产品的问题对健康的重要性等。依据评审的结果，中心会同意将该警告删除或根据需要进行修改。

（五）进口警告编档程序

进口警告将采用工业代码（例如，与海产品有关的进口警告以工业代码"16"开头）编号。

五、进口公告（IB）

DIO 将基于需要随时发布进口公告。公告通常仅能提供咨询，而不能发布政策或工作程序。公告的发布属于 DIO 的职责范围。公告按时间顺序采用工业代码编号，并以"B"开头（如 16-B01 等）。进口公告通常在发布后 90 日内有效。来自行业或总部部门的属于该类目下的任何信息均可作为进口公告提交以供参考。

DIO 会对进口公告进行审核，以检查提供的信息是否显示需要发布警告。如果是由各辖区提供的信息，则应当通知 DIO。

第十六节│针对问题进口商的优先执行策略

一、目的

为处理进口商或其他个人在从事商业活动时有意规避进口法律法规的行为提供指导。本节阐述的程序未涵盖所有情形，也无意限制各地方的自由选择。在涉嫌卷入犯罪活动（如走私、伪造海关登记证）时，应视情况将信息提交给犯罪调查办公室并加以跟进。本指南仅代表了机构当前关于处理问题进口商的看法。不赋予任何个人以任何权利，也无意对 FDA 或公众构成约束。

应优先关注有以下行为记录的公司：

1. 在收到货物的抽样通知书或者扣留通知书或拒绝入关通知书之后，在国内市场上分销进口商品。

2. 或在收到货物放行通知书之前。

3. 一再进口违规商品。

4. 在入关、矫正或再出口时伪造文件，包括谎报商品以逃避自动扣留或其他监管措施。

5. 再次进口曾被拒绝入关的商品到美国。

6. 未能应 CBP 的要求召回或运返已由 FDA 发布 FDA 通知书拒绝入关的货物。

7. 向国内市场（在入关后）引进或转运掺假或假冒商标的商品或者未经许可的新药。

8. 犯有任何被禁止的行为（参见 21 USC 331）。

二、背景

随着进口操作与管理系统（OASIS）的发展，专用表格"准予放行通知书"、"放行通知书"、"抽样通知书"、"扣留通知书"以及"拒绝入关通知书"均由"FDA 通知书"所取代，该通知书包含了针对入关货物中特定项下 FDA 的特定行为（准予放行、放行、抽样或计划抽样、扣留、或拒绝进入）的说明。"产品可以继续进行"、"产品已由 FDA 放行"、"产品已由 FDA 采集"、"产品已由 FDA 扣留"、或"产品被 FDA 拒绝入关"等名称，或类似用语的使用应当被视为符合"将此通知书交给货主或收货人"的要求。（参见 21 USC 381（a）；21 CFR 1.94）。

1988 年，FDA 实施了一个短期的执法行动，目的在于决定对拒绝入关的食品货物的处置。13% 的因非标签类违规行为而被拒绝入关的货物已被分销到洲际市场，而不是被运返或销毁。

1990 年，FDA 发现一名陶瓷餐具进口商将其货物谎报为雕塑——一种非管制物品而避免了自动扣留。

在 1990 年至 1992 年间，纽约辖区办公室协同 CBP，调查并证实了一名进口商涉及进口冷冻海鲜产品的历史违规记录。违规行为包括反复进口违规货物；伪造文件及操纵货物以逃避自动扣留；拒绝或不同意对货物进行及时的检查；进口以前曾被拒绝的商品；以及走私。调查结果，在 1992 年该公司的总裁被美国新泽西洲地方法院起诉。随后他被以 138 条罪名宣判有罪，其中涉及向 FDA 提交伪造的文件以及非法再次进口曾被拒绝入关的含沙门氏菌的海产品等。1993 年 2 月 5 日，由该公司进口的所有冷冻海产品被实施自动扣留。

在 1992 年至 1995 年间，弗罗里达辖区办公室及犯罪调查办公室协同 CBP，调查并证实了一名进口商涉及进口和加工冷冻海虾的历史违规记录。违规行为包括反复进口违规货物；伪造文件以逃避自动扣留；操纵货物试图使包装机逃避自动扣留；以及实验室"血拼"（即将自动扣留的产品的样本送交不同的私人实验室，然后仅将表明该产品合规的分析结果提交给 FDA，而隐瞒其他实验室证明其违规的结果）。此外，弗罗里达辖区确认由该公司进口的三批海虾运货因腐烂而被没收。没收前，该公司试图出售该批腐烂的海虾，遭到 8 名收货人以及美国国家海洋渔业局拒收。还发现该公司用硫酸铜溶液清洗腐烂的进口海虾以企图掩盖腐烂现象。1995 年 3 月 10 日，由该公司进口的所有冷冻海虾被实施自动扣留。进一步调查的结果，该公司及其高级管理层被弗罗里达美联邦地方法院宣判有罪。该公司副总裁被宣判犯有 12 项重罪，包括串通、妨碍司法、违反 CBP 法律、以及意图使用欺骗和误导手段出售腐败的海虾。

三、方法

下列执法方法具有普遍的适用性。在处理从事上述"目的"部分列举的违规活动的公司时，当常规的进口监管措施和执法途径在处理问题时显得不够充分时，则应当考虑这些方法。这些方法包括对矫正申请的审核与批准（FDA-766）、各种警告信的使用（必要时，依次使用）、召回、没收、禁令或起诉。

依照惯例，在决定合适的监管应对措施时，辖区办公室应考虑使用执法自主权。在遭遇极坏的行为时，循规蹈矩的处理方法也许不适合。同样，涉嫌卷入犯罪活动（如走私、伪造记录）时，视情况应当提交给犯罪调查办公室以待取证和跟进。

（一）警告信

通常，第一步是发出警告信，以提醒公司其责任是进口符合《联邦食品、药品及化妆品法》以及由 FDA 执行的其他法律规定的商品，以确保仅合规商品进入美国国内市场。警告信发送给海关登记的进口商、货主、或收货人（如果不是海关登记的进口商本人），同时将副本报送 CBP。警告信可以基于下列原因发布：

1. 在收到 FDA 确定该商品放行的 FDA 通知书之前未能保持入关货物完好无损。在申请运返时，警告信副本应附在运返申请书后一同报送 CBP。

2. 首次登记的打算入关的货物带有误导性信息。误导信息包括，例如，一家未注册的工厂生产的低酸罐头食品使用另一家加工商的的罐头食品注册号（FCE）进口；或者，商品来自处于自动扣留中的公司；或者申明商品为非管制商品以逃避自动扣留或其他行政行为。

3. 首次提交的国外政府证明文件或私人实验室分析报告与问题货物不匹配。

4. 在 FDA 发布要求抽样的 FDA 通知书后，进口商不能向 FDA 提供有关货物可以抽样或存放地点的信息。

5. 通知进口商：FDA 已经请求 CBP 否决其支付入关保证金的许可，因此将其货物限制在 CBP 的监护之下直至决定放行。

6. 通常进口违规商品而未受到自动扣留时，应当告知进口商该行为可能导致今后的进口货物被自动扣留。

7. 在采取其他措施前确保向公司递交官方通知书并给予合规机会的其他情形。

警告信应当声明，将被拒绝入关的货物或已抽样货物或准备抽样的货物在准予放行前进行分销的行为均违反《联邦食品、药品及化妆品法》或其他由 FDA 执行的法案，并可能导致其在国内被没收或其他处罚，包括禁令或起诉。

（二）矫正建议

《联邦食品、药品及化妆品法》规定，当进口货物被发现违规时，该进口商可以选择将其出口、销毁、使其不受该法律制约、或者请求当局许可其采取合规措施。

如果海关登记的进口商决定对被扣留商品进行矫正,《联邦食品、药品及化妆品法》801（b）（21 USC 381（a））条规定，货主或收货人（在实践当中，FDA 也可接受海关登记的进口商作为货主或收货人的代理人提交的申请书，连同适当的保证金）可以向 FDA 提交一份书面申请（表格 FDA–766 或其他可行的方式），请求许可对掺假、假冒商标、或其他违反 505 条（参见 21 USC 381（a）（3））的货物采取合规措施。货主或收货人可以通过对货物采取重贴标签或其他措施来使其合规，或将其转变为非食品、药品、医疗器械或化妆品。（参见本章第十二节 矫正）

矫正申请书的批准属于 FDA 的职权范围。在批准矫正申请之前，FDA 应当要求将适当的控制与预防措施作为申请书的一部分。申请书是进口商（或其他提交申请书的一方）与 FDA 之间的协议。如果 FDA 已经证实进口商有一贯进口违规商品而未受到自动扣留的行为，并且扣留后仅试图对货物进行矫正，那么作为矫正申请书的一部分辖区办公室可以要求进口商同意销毁矫正期间任何不合规的商品，而不是将违规商品再出口。

辖区办公室作为每一项矫正措施的一部分要求出口商销毁而非再出口违规商品之前，应当征询并获得 OEIO/DIO 以及相关中心合规办公室的同意。提供的信息应当包括，但不限于以下内容：

1. 有关公司进口违规商品类型的证明文件。

2. 先前警告公司有义务进口符合《联邦食品、药品及化妆品法》或 FDA 执行的其他法规的商品的证明文件。

3. 证实该货物进口合规因此在进口后不需矫正的证明文件。

（三）自愿召回的申请书

尽管请求自愿召回与请求运返在某种程度上一样，但也有一定的好处。经验表明，要求公司自愿召回可能会比要求运返得到公司更好的响应。召回更便捷，因其可以在数日内实施，而运返可能需要90天或更长的时间。这在存在健康危害的情况下尤为重要。召回可以使FDA对正在收回的违规商品有更进一步的了解，通常也更容易控制货物。这最终将会增强对消费者的保护。

辖区管理层在下列情况下应当积极鼓励公司考虑自愿召回：

1. 当存在潜在的健康危害时。

2. 当有证据表明分销被扣留或被拒绝入关的商品时。

当进口商未能对警告信做出充分或及时的答复时，或者CBP通知我方，进口商未对拒绝产品入关的FDA通知书做出答复时，可能意味着货物已不再完好无损。有必要对进口商进行考察，如货物已失踪，设法弄清公司关于纠正措施的想法。

当有潜在健康危害的货物已被非法分销时，可通过适当的新闻媒体报道该公司的名称、产品、以及原产国。所有宣传必须依照指南执行。

进口货物的召回应当完全依照RPM"召回程序"一章中的指导原则来实施。 对回收货物的处置可以由FDA或CBP来监督。如果是通过销毁来处置，建议由FDA予以监督。如果是将该货物出口，则由CBP或者FDA进行监督。

（四）没收

没收是对违规进口货物进行控制时可以考虑的另一种强制执行方法。没收是针对货物采取的措施。因此，必须通过实验室分析报告或其他方式来表明被没收的货物确系违规。进口商以往的违法记录，即使相关，也不足以作为没收的依据。无论该进口商以往的记录怎样，都必须要证明该货物本身是违规的。可以考虑对下列货物予以没收：

1. 该货物有着潜在的健康危害，并且，在收到扣留或拒绝该货物入关的 FDA 通知书之后，已经或很可能会被分销至国内市场；或者

2. 提交给 FDA 的文件内容失实或伪造；或者

3. 该货物被 FDA 确定为曾被拒绝入关的商品。

当进口货物被没收且查封时,将依照 304（d）条（21 USC 334（d））的规定，只要符合指定的条件，可被允许再出口。依照 21 USC 334（d）的规定，某些被查封的进口货物可以在有限的条件下被再出口。被查封的未经许可的新药（参见 21 USC 355）或违反紧急许可管理规定的食品（参见 21 USC 334）不允许再出口。 上述货物必须被销毁。

为了能够将被查封的进口货物再出口，寻求再出口的一方必须满足下列几项基本条件：

1. 货物进口后未出现违规行为。

2. 寻求再出口的一方"没有理由相信货物从 CBP 的监护下放行前已掺假、假冒商标或有其他违规现象。"

3. 寻求再出口的一方必须"证实该货物在进入市场时其目的就是为了出口"。例如，可以证明产品在进入市场时其目的就是为了将该产品转运至美国以外的目的地。

4. 符合 21 USC 381（e）（1）的规定：

（1）目的是为了出口。

（2）符合国外采购方的要求（除非货物是出口至原来的国外供应商，在此情况下则不必符合该项要求）。

（3）不得与其打算出口到的国家的法律相冲突（除非该货物将出口至原来的国外供应商，在此情况下则不必符合该项要求）。

（4）在该产品包装的外面贴上目的是供出口的标识。

（5）不出售或供应给国内市场销售。

因而，在有些情况下，没收货物只不过是扣留或拒绝货物入关，而不是在货物再出口和符合 801（e）条（21 USC 381（e））的要求前对其予以更加严格的控制。

因此，在评估没收措施是否适当时，辖区办公室应当考虑本案中的事实是否能够证明其向法庭建议货物再出口并非令人满意的解决方案。其中要考虑的因素有：

（1）确实存在潜在的健康危害吗？

（2）货物拥有者的历史记录表明其在今后有试图再次将该货物运入美国吗？

（3）违规现象是在货物进口之后发生的吗？

（4）进口商有理由相信货物在进入前就违规了吗？

（5）货物符合其将要出口到的国家的法律规范吗？

（6）一部分货物已出售或提供给国内市场销售了吗？

（7）货物违反了21 USC 342（a）（1）、（2）、或（6）、344、351（a）（3）、352（j）、355 或 361（a）或（d）条的规定了吗？

（8）如果该货物为药品，会再出口到原来的国外供应商吗？

在某些条件下，当货物仍然处在进口状态时，辖区办公室可以建议依照21 USC 334对违规货物予以没收，而不是依照21 USC 381（a）的规定允许其再出口。通常，如果货物必须被销毁（会造成严重的健康危害或者货物可能会被再引进美国），或者从公共健康角度考虑必须具备某些条件（如，21 USC 381（e）（1）中的条件），则将处于进口状态的货物没收是有必要的。

同传讯、起诉以及禁令一样，为没收考虑而采集的样本应当尽可能包括702（b）条规定的部分（参见21 USC 372（b））。这些样本采集、密封、化验以及处理应当依照通常用于国内样本的程序进行。

国家禁运当局与 CBP 扣留是控制违规货物的另外的方法。 CBP 也可以应我方的要求对货物予以放行，以便可以立即实施对入关货物的没收。此外，如果违规商品属于犯罪证据，则可以依照刑事搜查与扣押令对其予以没收。尤其是进口商可能试图迅速将货物再出口时，也可以考虑使用这些方法。

（五）禁令

如果选择使用禁令，则该案件应当依照 RPM 第六章第二节 "禁令" 中规定的程序来开展。禁令应当在确实违规并且存在显见的再次发生的风险时才能使用。对禁令的监控要占用大量资源。当评估该措施时，这些都应当被考虑在内。还应考虑到，实施禁令尤其是如果要求临时禁令（TRO）通常要比起诉会更快地导致听证会的举行。这可能会导致矫正措施的迅速实施，以及更为迅速和有效的货物的运返（如果禁令要求这么做）。此外，在民事案件中举证责任会比刑事案件中的要轻，并且禁令不排除随后对该违规行为提起诉讼。

当对进口商或收货人实施禁令时，必须要有详尽的违规历史记录。临时禁令的下达需要有更明显的潜在的危害。参见 RPM 第六章第二节 "禁令" 一节有关临时禁令连同禁令一起下达的前提条件。

（六）传讯 / 起诉

当惯常的进口执法方法不能够充分纠正违规行为时，或者违规行为异常严重而必须给予处罚时，应当使用传讯 / 起诉。

当选择传讯或起诉时，请参考 RPM 第六章第五节"传讯"和"起诉"以了解相关的程序。

在下列情况下，辖区办公室选择传讯 / 起诉时应当考虑其潜在的影响：

1. 在发布要求抽样或扣留的 FDA 通知书后，商品被反复非法分销；或者

2. 进口商提交虚假或误导性的入关文件；或者

3. 进口商提交虚假或误导性的私人实验室分析结果或虚假的证明材料；或者

4. 进口商提交虚假或误导性的出口文件；或者

5. 进口商不断将曾被拒绝入关的商品运入美国；或者

6. 存在其他舞弊行为的证据。

上述所列并不全面，也许还有其他情形适合使用传讯 / 起诉。

建议使用传讯、起诉、或禁令等手段，必须要有充分确凿的事例证明进口商试图规避正常进口程序。对于启用重罪起诉的建议，同样必须要有充分确凿的事例证明进口商试图规避正常进口程序以及意图欺骗或误导。在实施传讯 / 起诉建议时，不必指明每一批特定的入关货物都切实违规。然而，用物证来证明一批入关货物（或几批入关货物）违规的性质时，对于强调公司的行为可能

造成的后果是很有用的。

必须记住，在没收与禁令等情形中抽样和分析程序应当与常规的进口工作程序有所区别。首席法律顾问办公室一贯建议我们，在采集进口实物样本用于预期的法律诉讼中时，适用 702（b）条中的规定（21 USC 372（b））。这一点得到 RPM 中规定的指导原则的进一步的支持。对这些样本也应保持一定的监管链。通常，应当对上述样本进行检验分析。当存在合规政策指南且国内法律行为的说明与进口扣留的说明不一致的情况下，辖区办公室应当根据分析、检验分析的类型遵循国内法规的指导。

货物被自动扣留的进口商不应认为可以随意分销和出售这些物品而不会受到刑事处罚。对违反 FDA 自动扣留措施或者在没有得到许可放行的 FDA 通知书前将货物上市的进口商可以实施刑事处罚。拒绝接受检查属于违反《联邦食品、药品及化妆品法》的行为。随后依据检查证对入关货物进行检查可能会找出证据证明因拒绝接受检查而严重违规的原因。依照 704 条（21 USC 374）的规定，在收到货物可以继续或准予放行的 FDA 通知书之前将货物分销应当被视为拒绝接受检查。

除了基于《联邦食品、药品及化妆品法》以及 CBP 法规的指控外，第 19 款（特别注意，19 USC 1592 和 1595a）以及 / 或第 18 款下的指控也应予以考虑。这些指控包括 18 USC 1001，虚假声明；18 USC 1505，妨碍司法（当某家公司故意或有意干扰 FDA 的检查而将未被 FDA 放行的进口商品分销出去）；18 USC 542，使用虚假声明入关；18 USC 545，走私；以及 18 USC 371，串通。

第十七节 | 进口转出口

一、目的

本节旨在为 FDA 辖区办公室在处理那些依照《联邦食品、药品及化妆品法》801 条的规定申请进口的产品时提供指导。这些产品是作为"进口转出口"的产品申请的。许可这些产品进口的 801（d）（3）条，被称作为"进口转出口"条款。本指南旨在为所有 FDA 办公室在处理上述进口货物时提供统一的程序。本节代表了行政部门对应用《联邦食品、药品及化妆品法》中"进口转出口"条款的当前的观点。

二、背景

《1966 年 FDA 出口改革与增强法》（《出口改革法》）（《公法》第 104–134 号）对《联邦食品、药品及化妆品法》的 801（d）（3）条进行了修订，允许进口某些未经许可或不合规的商品，前提是这些进口商品被其原来的货主或收货人，依照《联邦食品、药品及化妆品法》801（e）或 802 条或者《公共卫生服务法》（PHSA）

351（h）条进一步加工或组装后从美国出口。2002 年 6 月 12 日，《2002 年公共健康安全与生物恐怖防备和应对法》（简称《生物反恐法》），《公法》第 107–188 号被签署生效。《公法》第 107–188 号的 322 条对《联邦食品、药品及化妆品法》801（d）（3）条进行了修订。修订后的条款于 2002 年 9 月 9 日生效。

依照《联邦食品、药品及化妆品法》修订后的条款规定，进口商意图进口某些违规商品的，这些商品进口后是打算经过进一步加工或组装成另一种产品并随后出口的，那么必须在初次进口时向 FDA 提供相关资料。上述商品包括药品（或药物成分）、医疗器械（或需要进一步加工的某种医疗器械的组件或配件或医疗器械的其他物件，其本身已可用于或适用于与健康有关的用途）、食品添加剂、色素添加剂以及营养补充剂。上述相关资料包含一份声明，该声明证实是打算对该商品进行进一步加工或将其组装成产品后出口的，并确认其本质属于进口商品。801（d）（3）（A）（i）（III）条规定进口商必要时必须提供检验报告以对该商品进行确认，除非该商品为 801（d）（4）中所描述的医疗器械或物件。依照 803（d）（3）（A）（ii）的规定，在首次进口时及在发运给进口商、原货主或收货人之前，必须交付保证金，以便在违约情况下提供违约罚金，与 CBP 的要求一致。

801（d）（3）（A）（iv）及（v）规定，商品的原货主或收货人必须保留上述进口货物的使用及 / 或销毁记录，且必须按要求将该记录或报告提交给 FDA。801（d）（3）（A）（iii）规定，原货主或收货人必须销毁未在出口产品中使用的任何物品或部件。

修订后的 801（d）（3）（B）规定，对于依照 801（d）（3）（A）条的规定进口的物品，如果有确凿的证据表明原货主或收货人不打算将该物品进行进一步加工或组装成为药品、生物制品、医疗器械、食品、食品添加剂或营养补充剂，然后依照《联邦食品、药品及化妆品法》801（e）或802条或者《公共卫生服务法》351（h）条出口，则FDA可以拒绝该物品入关。对于血液、血液成分、血浆及原生白细胞"进口转出口"的要求不同于对药品及其他生物制品的要求。《联邦食品、药品及化妆品法》允许这些血液制品和成分进口，前提是应符合《公共卫生服务法》351（a）条的规定，或者FDA批准上述产品"在适当的情况和条件下"进口（《联邦食品、药品及化妆品法》801（d）（4）），正如《美国生物制品评价与研究中心》（CBER）所规定的。人体组织产品只有符合《公共卫生服务法》361条的规定才可进口。《生物反恐法》未对801（d）（4）作修订。然而，801（d）（4）条规定，如果美国生物制品评价与研究中心批准依照801（d）（4）条的规定请求的进口申请，则该进口产品必须符合修订后的《联邦食品、药品及化妆品法》801（d）（3）条的所有要求。801（d）（3）（A）（i）（I）及（iii）规定，进口产品转出口时，也必须符合所有有关出口的要求。《生物反恐法》也对《联邦食品、药品及化妆品法》301条进行了修订。修订后的301（w）禁止：对801（d）（3）条所要求的任何声明材料、分析报告、记录或报告弄虚作假；未提交分析报告；未提交或保留记录；将依照801（d）（3）条规定进口到美国的物品或部件或者用这些物品或部件制成的成品投放到国内贸易市场，除非是依照《联邦食品、药品及化妆品法》801（e）或802条或《公共卫生服务法》351（h）条的规定出口的产品；以及，没有将未组装成成品的物品或部件出口或销毁。801（d）（3）条要求，进口的物品或部件必须进一步加工或组装成药品、生物制品、医疗器械、食品、食品添加剂、色素添加剂或营养补充剂以供出口。

三、指南

（一）资料的提交、入关审核、以及国内跟进

当药品或医疗器械部件、食品添加剂、色素添加剂或营养补充剂依照 801（d）（3）条的规定进口时，要求进口商每进口一批货物都要向 FDA 提交一份声明，声明要包含以下信息：

1. 这些物品（部件、零件、附件或物件）是打算由原货主或收货人进行进一步加工或组装成药品、生物制品、医疗器械、食品、食品添加剂、色素添加剂或营养补充剂，然后依照《联邦食品、药品及化妆品法》801（e）或 802 条或《公共卫生服务法》351（h）条的规定由原货主或收货人从美国出口；以及

2. 对这些物品的制造商及各个加工企业、包装公司、分销商、或在从制造商至进口商的所有权链中对该物品拥有所有权的其他实体进行确认。

801（d）（3）（A）（i）（III）规定，该声明必须附有确认这些物品所需的检验报告，除非该物品为医疗器械或 801（d）（4）中所规定的物品。

为使 FDA 有效处理上述进口物品，依照 801（d）（3）（A）（i）的规定需要提交给 FDA 的声明中必须包括一份表明该物品是打算进口后由原货主或收货人进行进一步加工或组装成药品、生物制品、医疗器械、食品、食品添加剂、色素添加剂或营养补充剂，然后依照《联邦食品、药品及化妆品法》801（e）或 802 条或者《公共卫生服务法》351（h）条的规定再出口的说明。该声明还应当

包含确认该物品及原货主或收货人的资料。

对在所有权链中对该物品拥有所有权的所有实体的确认应当包含足以准确确认该实体的信息，如实体的名称（包括商业名称与贸易名称）、完整的地址、交易日期以及任何其他有助于确认的信息如电话号码、传真号以及电子邮箱。该声明应当包含通过各实体足以确认该物品所有权链的信息，包括产品代码、商品号、批号或其他标识号等。对于医疗器械，依照 21 CFR 820.184 的要求有关国内及国外制造商的设备历史记录有助于提供这些信息。对于依照 801（d）（4）进口的物品，在所有权链中的制造商可以被视为原采集机构,如血液采集中心,收集 801（d）（3）要求的信息。801（d）（3）（A）（i）（III）条规定，作为确认进口物品所必需的检验报告必须同时附有一份依照 801（d）（3）（A）（i）条的规定提交的声明。如果进口物品为医疗器械或为 801（d）（4）中规定的物品，则不需要提交上述证明材料。分析报告或等效性文件应当提供该类物品的配方、成分、组分或含量分析。

检验报告包括在化工及制药工业中鉴别该物品及其组分的文件。批合格证书属于检验报告。确认某种药物成分符合美国药典（USP）要求的文件可以作为检验报告。用来确定药物成分的含量、效能、性质、药力、质量及纯度以及该进口物品中是否使用违禁物质的文件资料可以被视为检验报告。

对于其他产品，确保该物品及其成分的文件可以作为检验报告。应提供充足的信息来确定该进口物品中是否使用了违禁物质。对于食品添加剂或色素添加剂,说明其纯度规格或证明该产品为"已验证合格的"色素或属于"食品级"或"食品法典"级别的食品添加剂的文件可以作为检验报告。

当进口货物的原货主或收货人不是进口商本人时，该进口商应当向 FDA 提供确认该进口货物的原货主或收货人身份的资料。在进口商不是原货主或收货人，并且该货物属于多个货主或收货人且每个货主或收货人均可作为该货物中的某一部分的原货主或收货人的情况下，则该进口商应当分别提供声明以确认每个货主或收货人的身份及其要接收的货物数量。未能在进口时提供这些资料可以被辖区办公室视为该产品不符合 801（d）（3）条规定的证据。如果在货物申请进口时未提供对进口货物进行有效处理以做出"准予放行"决定所需要的资料，或者如果依照 801（a）条的规定拒绝产品入关，则辖区办公室可以依照正常程序发布扣留与听证通知书。如果辖区办公室未在指定的时间（10 日，不包括星期六、星期日及节假日，或通知上要求的日期，或辖区办公室认为必要的其他时间）内收到对扣留通知书的答复，则应发布拒绝入关通知书。一旦发布，则仅在特殊情况下由辖区办公室自主决定考虑取消该拒绝入关通知书。

如果辖区办公室有证据或资料表明，货物进口的目的不是由原货主或收货人进行进一步加工或组装成 801（d）（3）条中规定的产品，随后再依照《联邦食品、药品及化妆品法》或《公共卫生服务法》出口的，则辖区办公室在对该进口货物采取任何措施之前应当联系进口工作业务处（DIO）。在某些情况下，较恰当的做法是行使第 801（d）（3）（B）的拒绝权拒绝入关。

（二）入关申请的提交

依照 801（d）（3）条的规定通过 CBP 的自动化商业环境 / 国际贸易数据系统（ACE/ITDS）及 FDA 的 OASIS 系统以电子方式提交的进口货物的入关申请资料，要求申报人声明进口货物的目的是为了将其进一步加工或组装成为其他产品并依照《联邦食品、药品及化妆品法》801（d）（3）（A）（i）条的规定再出口。如果该申报人不是负责对进口货物进行进一步加工或组装成供出口的产品的"进口商、原货主或收货人"，则该申报人应当在FDA收货人一栏中使用相应的FDA注册号（FEI）来给出责任公司或个人的名称。

当货物有多个货主或收货人时，则如同在ACE/ITDS中一样应为每个货主或收货人分别生成一个条目。FDA已经建立了一套合规确认系统（AofC），用代码"IFE"（进口转出口）来标识，表明该入关是依照《联邦食品、药品及化妆品法》的进口转出口条款来办理的。"IFE"确认系统会提示输入数量和价值数据。如果未提供其中的任何一项信息，系统将认为该通知书不完整。使用"IFE"确认系统（或任何确认系统）货物明细表将在入关货物明细摘要与货物明细清单屏幕上显示确认信息。如果以电子方式提交，在多数情况下801（d）（3）条中所要求的全部信息不可能都通过电子报关进行提交。辖区办公室应当要求并审核作为对所有"IFE"报关单进行支撑的纸质报关文件。

一旦辖区办公室通过屏审或对纸质报关文件的审核确定所有相应的信息已经提交，则依照OASIS程序应发布"准予放行"通知书。申报人应当负责确保通过OASIS提供的进口货物信息的准确性，并且进口转出口入关申请将包括在由经纪人所在辖区办公室实施的FDA申报人评价中。

对于人工递交的报关申请，或者FDA要求的作为对"IFE"报关单进行支撑的纸质报关文件，801（d）（3）条中要求的所有文件都应包含在申报人的报关材料袋中，包括必要的报关声明以及检验报告。当进口货物有多个货主或收货人时，应当为每个货主或收货人分别提交报关声明和检验报告，指明每人所要接收的货物的份额。如果依照 801（a）条的规定被拒绝入关，那么辖区办公室应当明确所供货物的数量，对未计算在内的任何产品均应予以扣留。如果辖区办公室确定以人工方式或电子方式提交的所有信息均正确无误，那么应当依照其正常程序对进口货物标记上"准予放行"。

（三）跟进

负责报关审核的辖区办公室应当使用正常的工作程序来决定是否需要对依照 801（d）（3）条的规定申请入关的货物进行额外的跟进。包括在报关时增加与进口商或原货主或收货人的联系以获得相关记录来确定货物的既定用途以及最终处置。进行报关审核的辖区办公室应当向原货主或收货人所在地的辖区办公室提供一份报关资料的副本（当所在地辖区不是进口地辖区时）。由 OASIS 系统处理的报关申请可以通过后续报告（SQL）来向所在地辖区办公室报送副本。

依照新 801（d）（3）（A）（ii）条和 801（a）条的规定，进口商品将继续受制于海关临时进口保证金或 CBP 所要求的其他保证金措施。针对原货主或收货人未能满足 801（d）（3）条的要求而采取的后续监管行动应当提交给 DIO 来执行。

在对制造商用来对进口商品进行进一步加工或组装成出口产品的设施进行国内检查时，该检查应当包括对国内制造商符合 801（d）（3）条的规定的相关审核。例如，检查员在检查过程中应当要求检查制造商的进口、出口以及 / 或销毁记录。这些记录 / 报告应当包括表明进口产品是依照《联邦食品、药品及化妆品法》801（e）条或802条或者《公共卫生服务法》351（h）条的规定被进一步加工或组装成供出口的产品，或者被销毁的相关文件。这些记录应当证实，所有的进口商品都已被使用或出口或已被销毁；出口的产品依照801（e）（1）条的规定进行标记、并且符合《联邦食品、药品及化妆品法》801（e）（1）条或802条或者《公共卫生服务法》351（h）条的要求（视情况）。但是，请注意，对于药品和医疗器械，为了遵守GMP关于保留样品的规定可以允许原货主或收货人保留一份进口商品的样品。

（四）保存进口产品的期限

801（d）（3）条允许进口其他被禁止的产品和商品，用于制造、进一步加工或组装并出口。 修订后的条款没有特别限制产品在被进一步加工或组装成另一种产品并出口或销毁之前在美国保存的时间。然而，可以由CBP通过其保证金条款施加一个时间限制。

（五）用于进一步加工的进口

《出口改革法》的立法过程表明，801（d）（3）条意在允许以前《联邦食品、药品及化妆品法》所不允许的制造与加工活动，并且《生物反恐法》在立法过程中没有变动该意向。术语"进一步加工"及"组装"涵盖范围广泛的商业活动，包括成品的包装或贴标签以及专业化的产品加工过程（如杀菌）。FDA意识到，在某些情况下，在国外制造某种产品然后将其运入美国进行专门的包装或贴标签是有利的。仅将某种商品或产品储存在美国然后再出口不被认为是"进一步加工"。

（六）处于自动扣留的产品

进口转出口条款不排除进口可能被自动扣留的商品，这些商品基于 FDA 对以往装运货物的检查或是国外检查，证实严重违反 GMP 或者其国外的制造商拒绝接收 FDA 的 GMP 检查（21 CFR 820.1（d））。因此，如果这些商品按照 801（d）（3）或（4）条的规定申请进口，则通常会被批准，除非存在其他原因而被拒绝入关。各中心也可发布关于批准在其他情况下被自动扣留的 IFE 产品标准的指南。

（七）遵守相关的出口条款

在进口时，FDA 通常不会了解最终的成品是否会依照《联邦食品、药品及化妆品法》801（e）（1）条或 802 条或者《公共卫生服务法》351（h）条款的规定出口。依照 801（d）（3）或（4）条的规定，进口或申请进口的商品其进口商、原货主以及收货人应当明确计划生产的成品是否符合一项或多项出口条款的要求（《联邦食品、药品及化妆品法》801（e）（1）条或 802 条或者《公共卫生服务法》351（h）条）。801（d）（3）（A）（i）（I）及（iii）条规定，如果产品不符合这些要求，则必须销毁依照《联邦食品、药品及化妆品法》或 PHSA 不能合法出口的任何产品。

（八）进口用于储存和未经进一步加工而出口的成品和未包括在 801（d）（3）条中的其他商品

依照 801（d）（3）的规定进口的产品和物品必须被进一步加工或组装成药品、生物制品、医疗器械、食品、食品添加剂、色素添加剂或营养补充剂，然后从美国出口。该条款不允许进口仅打算储存的违规产品。

19 CFR 12.91，美国海关条例要求，符合性能标准的电子产品的进口商应提交 FDA 表格 2877。在 FDA 表格 2877 的 A.7 区上打上勾，以表明该设备是用来加工成医疗器械用于进口转出口的。

由于修订后的 801（d）（3）条中的措辞明确指明只有食品添加剂、色素添加剂以及营养补充剂为可供进口转出口的食品类货物，因此辖区办公室不应当接受不属于食品添加剂、色素添加剂以及营养补充剂的其他食品的进口转出口申报书。同样，依照《联邦食品、药品及化妆品法》201（i）条的规定，化妆品也不符合 801（d）（3）条下的进口转出口的标准，因而，对这类进口物品的任何入关申请应视情况拒绝入关。

修订后的 801（d）（3）条还明确了依照本条款规定进口的商品被组装成产品后出口。这些产品包括药品、生物制品、医疗器械、食品、食品添加剂、色素添加剂以及营养补充剂。化妆品不在该条款所列产品之内。因此，用于加工成化妆产品的违规色素添加剂不在 801（d）（3）条的规定范围之内，对这类进口的入关申请应视情况拒绝入关。

（九）用于进一步加工为其他部件和半成品的违规零件的进口

许多制造商分不同阶段进行产品的组装。这些制造步骤包括将半成品发运到在美国的公司进行进一步生产或加工，但并不制成成品。不论是修订后的 801（d）（3）条中的措辞还是《出口改革法》或《生物反恐法》的以往条款都未要求许可进口的违规部件必须被组装成"成品"。因为部件或"组件"是美国制造商的成品（尽管不一定是消费者最终使用的产品），并构成了《联邦食品、药品及化妆品法》意义中的药品、生物制品、医疗器械、食品添加剂、色素添加剂或营养补充剂，所以用于生产上述产品的进口商品属于进口转出口条款规定的范围。因此，上述产品符合《联邦食品、药品及化妆品法》801（e）条或802条或《公共卫生服务法》351（h）条的要求。

（十）用于外贸区制造的产品的进口转出口条款

对外贸易区是仅出于关税考虑经联邦政府许可的、被认为不属于美国"关税区"的地带。然而，依照《联邦食品、药品及化妆品法》，在外贸区内储存或制造的产品也在美国的领土范围之内，应当同FDA监管的其他产品一样要求（参见《合规政策指南》110.600 "FDA对位于外贸区、保税仓库或保税运输工具中的国外原产品的管辖权"以及110.200 "FDA监管产品从美国外贸区出口"）。这些要求包括801（d）（3）以及801（d）（4）条的各项要求。

（十一）应提供给FDA的记录及资料

新801（d）（3）（A）（iv）条要求，原货主或收货人应当保留使用或销毁进口商品或其中一部分的记录并在需要时提供这些记录。同时还要求原货主或收货人向FDA提交一份报告，报告内提供有关上述进口商品或其中一部分的出口或销毁的数量，以及货主或收货人依照801（d）（3）的要求而采取的合规措施。记录应当包括商品在进口时需要提交的声明和任何检验报告，如前所述。其他记录还包括对产品更为具体的证明文件，如入关号、日期、数量、制造方法以及控制措施和进口意图（如，进一步加工成出口产品）。

801（d）（3）（A）（iv）条要求，有关产品出口或其他处置的记录必须予以保留，并且还应当包括诸如数量、日期、目的地、货运方式、销毁方法等信息，以及在出口记录保留和通知条例里要求的所有记录。（21 CFR 1.101）。

（十二）联系机构

有关特定产品进口的问题应当提交给相应的中心，比如，生物制品、动植物组织、以及有关依照801（d）（4）条规定申请进口违规血液制品的程序等均应当提交给美国生物制品评价与研究中心、合规与生物制品质量办公室、案件管理部门、生物药品与器械合规分部（HFM–624））；未经批准的药品应当提交给药品评价与研究中心、合规办公室或者标记药物与非处方药合规部门、进出口国际药品组（HFD–316）；食品添加剂以及色素添加剂应当提交给食品安全与应用营养中心、合规办公室、执法部门（HFS–608）；医疗器械及放射性电子产品或其部件应当提交给医疗器械与放射学健康中心、合规办公室、规划执行部门（HFZ–305）；食品添加剂、兽用医疗器械以及未经批准的兽用药品应当提交给兽药中心、合规部门（HFV–230）。

有关美国生物制品评价与研究中心（CBER）对依照801（d）（4）条（血液与血液制品）的规定请求的进口转出口申请进行审核的信息放在 CBER 的 SOPP 8503.2 中。

有关辖区办公室或企业与 CBP 的合作应遵循的程序方面的问题，应当提交给 DIO（301–796–0356）。

第十八节 | 为贸易展览会/交流会、展销会及特殊事件而办理的进口

一、目的

旨在为 FDA 监管的作为展品的物品的进口提供指南，这些物品主要用于商业博览会、展销会和展览的展品，以及为在特殊活动如运动赛事中被参与者使用的 FDA 监管物品。

本节中的各项声明仅为 FDA 工作人员提供工作指导，而非赋予任何个人以任何权利、特权或利益。

二、背景

辖区办公室以及 DIO 经常收到有关用于商业博览会以促进商机的受监管物品的进口的咨询。同样，参加特殊活动或运动赛事（如奥运会、特殊奥运会或世界杯滑雪赛）的人员也会要求将食品、医疗器械或药品带入美国仅供参赛运动员或参赛团队使用。尽管许多物品不允许在美国使用，并且在正常情况下会被扣留，但 FDA 通常不会限制国外游客携带本国的食品或必要的药品供本人

在美国期间使用或消费。

展品入境后通常停留的时间较短，随着活动结束就被出口或销毁。出口也可能是去另一个国家的另一项贸易展览，也可能是运返回本国。因特殊活动和运动赛事而入境的产品通常仅在美国境内使用，并且剩下的产品会在活动结束后出口或销毁。

三、CBP 的要求

美国海关条例、19 CFR 147 部分"贸易博览会"管理用于展览会或用在建设、安装或维护贸易博览会上的国外展品的入关，这些展品由商务部部长指定。这些条例还包含了在博览会闭幕后 CBP 对商品实施监管和处置的有关条款。

依照 1959 年的《贸易博览会法》，CBP 为展览会使用了一份特殊的表格"展览会入关申请"。物品通过保税入关，并立即运往计划展览的地点，存放在公共仓库内以待检验，随后运往贸易博览会举办地，或放入保税仓库待以后再运走。上述物品应与国内物品分开放，也应与依照普通海关法的条款进口并已解除 CBP 监管的进口物品相隔离。

在博览会闭幕之日起 3 个月内，由 CBP 监督对贸易博览会中使用过的物品进行处置。

四、贸易展览会、交流会和展示会程序

19 CFR 147.23（b），海关条例，提出物品应符合《联邦食品、药品及化妆品法》的规定："食品的进口须遵照《联邦食品、药品

及化妆品法》及其发布的条例的要求。"因此，用作展品的进口
食品应当符合《联邦食品、药品及化妆品法》的要求，不得掺假
或假冒商标，且应当符合适用的食品标准和标签条例的规定。尽
管海关条例主要涉及食品产品，但 DIO 认为该条海关条例适用于
所有 FDA 监管的商品。因此，医疗与放射性器械、药品、化妆品、
生物制品、电子产品及烟草制品均不可掺假或假冒商标，并应当
符合适用于该产品项下的 FDA 条例的规定。

通常，用作展品的物品可以通过以下几种方式进行处理：

如果所有物品均符合 FDA 条例的规定，则可以运用普通的进口程
序。然而，对于不合规物品，如果目的仅仅是为了展览，并保证
在活动结束后在监管下予以销毁或再出口，进口商或进口商的代
理人可以通过辖区办公室请求放行。放行请求应由海关登记的进
口商或其代理人向活动举办地的 FDA 辖区办公室和当地的 CBP
办公室提出。

1.FDA 辖区办公室通常会许可该物品放行，尽管这些物品不完全
符合美国法律和法规的规定，要求在展览处使用一块标示牌，说
明该产品不完全符合现行 FDA 条例的规定，并且应当联系 FDA
获取使该产品合规的程序的相关信息。

2. 当 FDA 遇到用于贸易促销目的的大批量不合规物品时，在收到
进口商或代理人向 FDA 辖区办公室提交的申请后，可以对用于展
览的部分代表性产品予以放行。但是，对于用于贸易促销的、达
到商业交易数量的不合规产品的放行，由 FDA 根据具体情况进行
评估后决定。

3. 答复有关贸易展览会或展示会进口问题的信件范文见 RPM 展示 9-10。

五、特殊运动项目

对于特殊的体育运动项目，为运动员个人或团队使用而带入美国的任何食品、药品或医疗器械应当在队医或教练的监督下予以保管。

食品与药品的数量应当与停留的时间相当。在团队或运动员到达时，入境的食品与药品的库存应当避免不当延误。

不限制球迷、家庭成员及非参赛人员携带的供个人使用的熟悉的食品或药品。该条款同样适用于独自出行的运动员个人或参赛人员。然而，建议跟必备的药品一起要有一份医生开的处方或信函。在"个人入境物品的适用范围"一节中有有关供个人使用的入境物品的更多信息。

答复有关特殊运动项目进口问题的声明见 RPM 展示 9-11。

第十九节 | **安全贮存（有待修订而临时删除）**

因有待修订而临时删除。

第二十节 | 关于由CBP评估的涉及进口食品案件的民事罚款的交流

针对行业与 FDA 员工的指南

本指南不产生或赋予任何个人以任何权利、特权或利益，对 FDA、CBP 或公众也不构成约束。本指南依照 FDA 制定的《良好指南管理规范》（GGP）2 级指导性文件发布，在 1997 年 2 月 27 日的《联邦公报》（FR）上出版（62 FR 8961）。

有关该文件的评论与建议应当按 [日期] 提交给 12420 Parklawn Dr. rm.1-23, Rockville, MD 20857 食品药品管理局，待审问题管理处（HFA-305）。在 [日期] 之后评论提交给：12420 Parklawn Drive, ELEM-3109, Rockville, Maryland 20857 进口业务部。有关该文件的咨询，请联系（301）796-0356，DIO。

美国卫生与公众服务部，食品药品管理局法规事务部，2001 年 1 月。

注意：本节中所有提及到的食品均包含了人类食品与动物食品。

一、目的

确保 FDA 知晓对涉及不安全食品案件中的违规者由 CBP 作出的民事罚款的评估，以及确保 CBP 知晓采用民事罚款进行监管所适用的事件。

二、背景

CBP 依照已有的法定权限制定了执法程序，允许强制执行民事罚款。依照 19 U.S.C 1592 条的规定，任何人以任何文件或电子传送的数据或资料、书面或口头声明通过欺诈、重大过失或过失的手段、或严重的虚假行为、或重大疏忽，将任何商品携带、引进、或企图携带或引入美国，CBP 都可对其强制执行民事罚款。经评估的民事罚款金额可以高达携入商品的美国国内的市场价。依照 19 U.S.C 1595a（b）的规定，任何人指导、在经济上或别的方面协助、或采取其他任何方式引进或试图引进任何违反法律的商品进入美国，CBP 都可以对其进行罚款评估。依照 1595a（b）的规定评估的罚金同样可以达到与该商品的美国国内市场价相等的数额。进口商将被 FDA 拒绝入关的商品进行了替换而不是出口时，CBP 可以对其进行罚款评估。

该程序当前由 CBP 执行，但 FDA 辖区办公室并不能始终向 CBP 提供评估民事罚款所需的足够信息。反之，FDA 也不是始终知晓 CBP 对涉及食品进口或出口的民事罚款的评估。

三、指南

在遇到依照上述权限适用民事罚款评估的情况时，FDA 辖区办公室应当警示当地的 CBP 港口负责人。FDA 辖区办公室应当与当地的 CBP 办公室协调，以确保当对涉及入关或试图入关的 FDA 监管的任何食品强制执行民事罚款时 CBP 能通知当地的 FDA 办公室。反之，CBP 也应当制定相应的程序来接收对违规进口食品实施强制执行民事罚款的建议，并且通知 FDA。

FDA 辖区办公室应当与当地的 CBP 一季度会面一次，以商议执法行动，包括民事罚款。FDA 辖区办公室应当向 DIO 提供一份季度报告，指明采取联合执法行动以及 / 或对 FDA 监管食品的进口商进行的民事罚款评估。

第二十一节 | 抽样通知书

一、目的

旨在为应用"抽样通知书"或"FDA 通知书"对受 FDA 法律法规监管的进口物品进行抽样提供统一的指南。

本章节中的各项声明仅代表政府机构对应用由现行法律法规确定的抽样通知书的现阶段的想法。仅为 FDA 工作人员提供工作指导，并不产生或授予任何个人以任何权利，也不对 FDA 或公众产生约束力。

二、背景

《联邦食品、药品及化妆品法》536（a）及 801（a）条（21 USC 360mm 及 381（a））指示，抽样通知书须递交给进口或申请进口到美国的商品的货主或收货人。FDA 条例（21 CFR 1.90）对此要求做了详细说明，阐明发出该通知书不仅是用于抽样，也用于"准备抽样"（该样本的"交付通知书或拟交付通知书"）。该条例还要求，货主或收货人收到该通知书后"须保管好货物并不得分销，直至收到辖区负责人或海关采样人员发出的样本检验结果通知书为止。"

随着FDA的自动化进口系统即OASIS系统的发展，专用表格"抽样通知书"已被"FDA通知书"所取代。FDA通知书通知收件人FDA采集或拟采集入关货物明细表上的每一种货物的样本。"FDA收集的产品"或类似用语应当被认为符合"就此向货主或收货人发出通知书"的要求。（参见21 USC 381（a））

三、指南

（一）发布抽样通知书

依照惯例，抽样通知书由FDA辖区办公室发布，同时，依照FDA与CBP之间达成的协议,应附有CBP辖区负责人的传真签名。然而，依照OASIS系统中应用的程序，该通知书不再附有传真签名。在远离FDA辖区办公室的港口，当地的CBP官员可以被再次授权采集、抽样并将样本递送给FDA。

由OASIS系统发布的抽样通知书不签名。通知书上带有生成该状态和通知书的人员的姓名、地址及电话号码（通常由不同的人员负责辖区的该项操作）。

（二）何时发布抽样通知书

如上文所引用的法律明确提出在每次抽样时都必须要发布通知书。为此，为下列目的对每一个商品发布一份"抽样通知书"或

涉及抽样的"FDA 通知书":

1. 为送交实验室检验而对物品进行实物采集；

2. 文献性采集，包括商标、图片、放射性卫生用品、邮寄以及个人入境物品等。

当采样数据输入 OASIS 系统后，即生成一份新的通知书。

（三）在通知申报人、进口商等当事人的抽样通知书上 OASIS 所使用的初级术语

在 OASIS 系统中，通过 CBP 的自动商务系统（ACS）向 FDA 提交入关申请时，会向 CBP 及申报人发送以下电子信息以确认抽样或抽样意向：（由于 OASIS 系统的更新，用来解释 OASIS 信息含义的术语可能与此处提到的不完全一样）

1.FDA REVIEW: FDA 监管的所有入关货物均须保持完整且不得分销，直至收到 FDA 的书面通知或其他消息。

2.FDA HOLD: FDA 对入关货物中的一种或多种物品采取进一步的措施。

3.FDA DO NOT DEVAN: 所有装运货物的集装箱或拖车必须密封完好，直至 FDA 检查后或收到 FDA 的书面通知或其他消息。当集装箱或拖车均已准备妥当后，（进口商 / 收货人及 / 或申报人）通知 FDA。所有属 FDA 监管的货物均由 FDA 进行检查或抽样。CBP 放行后，密封的集装箱或拖车可转移到经 FDA 许可的地点。

4.FDA EXAM/SAMPLE: FDA 监管的所有入关货物均须保持完整且不得分销,直至收到 FDA 的书面通知或其他消息。当产品准备好供抽样时,(进口商 / 收货人及 / 或申报人)通知 FDA。货物由 FDA 进行检查或抽样。CBP 放行后,该货物可被转移到经 FDA 许可的地点。

(四)在通知申报人、进口商等当事人的抽样通知书上 OASIS 所使用的高级术语

在 OASIS 系统中,下列术语将被辖区办公室用在高级程序中,以确认抽样或抽样意向:(由于 OASIS 系统的更新,用来解释 OASIS 信息含义的术语可能与此处提到的不完全一样)

1.FDA EXAM: 货物必须保持完整且不得分销,直至收到 FDA 的书面通知或其他消息。所有的货物均由 FDA 进行检查或抽样。CBP 放行后,该货物可被转移到经 FDA 许可的地点。

2.FDA EXAM/NOTIFY: 货物必须保持完整且不得分销,直至收到 FDA 的书面通知或其他消息。必要时货物由 FDA 进行检查或抽样。该货物准备好后,(进口商 / 收货人及 / 或申报人)通知 FDA。CBP 放行后,该货物可被转移到经 FDA 许可的地点。

3.FDA EXAM DO NOT DEVAN: 所有装运货物的集装箱或拖车必须密封完好,直至 FDA 检查后或收到 FDA 的书面通知或其他消息。在集装箱或拖车均已准备妥当后,(进口商 / 收货人及 / 或申报人)通知 FDA。所有属 FDA 监管的货物均由 FDA 进行检查或抽样。CBP 放行后,密封的集装箱或拖车可转移到经 FDA 许可的地点。

4.FDA EXAM REDELIVER: 货物必须保存完整并运回，以接受 FDA 的检查或抽样。（进口商 / 收货人及 / 或申报人）联系 FDA 以获得运回指令。书面通知及有关该请求的详细信息将发送给申报人、海关登记的进口商及收货人。

在货物被确认自动扣留，或者建议对货物实施扣留并且未进行文献性样本采集或实物性样本采集的情况下，发送给申报人的"保管以待 FDA 审核"的通知应被视为满足了向进口商发送通知书的要求。这也满足了将货物保存完整直至做出最终的放行决定的要求。

（五）抽样通知书的分发

对于在 OASIS 系统中发布的通知书，要求抽样的 FDA 通知书应发送给在 ACE 中提供名称作为海关登记的进口商的公司或个人。由 OASIS 系统生成的该通知书的副本必要时也应分发给申报人及收货人。发送给 CBP 的通知应通过 FDA/ACS 交互系统处理。在 OASIS 系统中不会向 CBP 发送任何有关该通知书的文件。

对于以纸质形式提交的入关申请，辖区办公室会将报关文件上的数据输入到 OASIS 系统中，正确识别 CBP 入关概要（3461/3461ACT 或其他入关文件）上的责任公司或个人作为海关登记的进口商，并向其提供一份由 OASIS 生成的抽样通知书。另外的通知书在确认 ACE 入关申请时分发。

《联邦食品、药品及化妆品法》801（b）条（21 U.S.C 381（b））在某种程度上申明："在等待进口或申请进口货物放行决定期间，财政部长可以批准将上述货物发运给货主或收货人，前提是货主或收货人依照财政部制度规定交付足够的保证金，为违约情况下支付违约赔偿金提供担保。"海关登记的进口商（可以是、也可以不是货主或收货人本人）是向 CBP 为进口货物递交运返保证金，并依法负责确保货物符合进口监管法律法规的个人或公司。海关登记的进口商可以是海关经纪人、申报人、银行或其他不直接涉及入境货物所有权的实体。如违反有关进口货物的法律法规，则该保证金会被没收，且海关登记的进口商会受到监管处罚（19 CFR 113.62 节（1）"违约的后果"）。

也必须向收到抽样通知书或要求抽样的 FDA 通知书的所有个人或公司发送与该样本有关的其他官方文件，如批准放行的 FDA 通知书、扣留与听证通知书以及 / 或拒绝入关通知书。

（六）未能妥善保存要检查和 / 或抽样的货物

在以电子方式或人工方式提交入关申请，且已发布抽样通知书或 FDA 通知书要求该货物封存以待检查或抽样之后，如果 FDA 发现该货物或其中一部分未被封存，且进口商不顾通知书的规定，那么应当向 CBP 递交一份书面请求，要求运回该批货物。如果货物已被分销未能运回给 CBP 以供 FDA 检查或抽样，则应当通过 OASIS 系统或现行的书面程序执行保证金措施。

要了解更多信息，请参考《合作协议手册》，"建立合作执法的工作关系的美国海关总署谅解备忘录（225–79–4003）"，10/01/80（原名为《合规政策指南》（CPG）7155g.03，新名称为《普通进口协议 2–A》）以及"关于确认有关电子产品的职责和权限的美国海关总署谅解备忘录（225–74–6004）"，10/01/88（原名为《合规政策指南》7155g.01）。

（七）多港口货运的适用范围

许多进口商有遍及全国的分销点，并会在收到 CBP 和其他机构的放行通知后将货物转运到这些分销点以便立即出售。只要货物处于进口商的完全控制之下并未被分销，或已经发运给收货人但还处于进口商的完全控制之下，进口商就可以请求货物存放地的辖区办公室对货物进行检查。这种行为不应当鼓励，进口商也不应当因为这一行为得到许可就请求所有的进口货物都在目的地接受检查。批准转移和请求异地检查 / 抽样应由辖区办公室根据要检查或抽样的货物来自行裁定。

在某些情况下，申报人可以使用多种方式申请入关，例如多港口清货。依照 CBP 的这些条款，申报人位于港口 A，但货物入境却在港口 B。然而，货物本身可能存放在港口 C，而检查却在港口 D 进行。就 FDA 的管辖范围而言，货物的检查主要依靠货物入关地以及 / 或者货物存放地的 FDA 辖区办公室。辖区办公室对上述进口货物的管辖范围应当根据实际情况来决定。最终，负责该批入关货物的 FDA 辖区办公室应当是负责该批货物的 CBP 港口所在地的辖区办公室。

（八）多批货物同时入关

以下指南旨在为各辖区对同一制造商 / 种植商或承运商同时入关（在 24 小时内）的同一种产品的多批货物进行合规样本采集提供帮助和指导。

辖区将对每一批货物分别进行确认。OASIS 系统不包含将多批入关货物合并到一个编号下的功能，因为所有的措施都是基于独立的货物编号。然而,辖区办公室可以将一批货物与另一批相关联,据此依据对其中一批货物的抽样/检查,可以决定对所有被关联的货物实施放行。

文件必须能表明这些样本之间的直接关系,比如,生产日期、产品代码、收割地等。

无论何时对有质疑的多批次货物采集合规样本时,都建议使用该程序。在同一种产品被分为多批货物以发给不同的收货人时,也可以采用该程序,例如罐装食品。

辖区办公室收到纸质入关申请时,在任何情况下都不得为分别归属不同的进口商的同一批货物发布入关通知书。同一批货物只能有唯一的一份通知书。如果遇到这种情况,辖区办公室可拒绝发布入关通知书并要求经纪人将各份资料合二为一。在 OASIS 系统中,入关申请通过 CBP 的 ACE 提交,该程序不适用。

同样,在 OASIS 系统的筛查程序中,如果某辖区办公室注意到有迹象表明,将来自同一个制造商、发货人或种植商的同一种货物拆分成几批,以便能通过筛查程序获得同一产品的许多份"准予放行"通知书,则该辖区办公室可以酌情考虑请求对特定的产品/制造商进行"检查",以确保所有货物在被发运前交予辖区办公室进行审核。

(九)多批商品的单批入关

依据 OASIS 系统的程序,当一批由多种食品组成的入关申请被提交时,辖区办公室必须发布一份单独的 FDA 通知书,确认申请中所有货物由 FDA 保管 / 检查。至于纸质入关申请，应指明整批货物作为"食物"来保存或使用其他适当的术语。

允许对包含多种商品的同一批货物入关只发布一份要求抽样的 FDA 通知书。在 OASIS 程序中，该通知将指明由该辖区负责管辖的货物清单。该通知书的目的是为了告知货主 / 收货人是否已抽样或打算抽样。在检查货物前可能无法知道检查时会遇到什么样的问题或状况。因此，在 FDA 通知书中明确将全部商品标识为"全部扣留"以待检查，这并不与 FDA 的法规或政策相冲突。

由于要抽样 / 检验的确切物品要等到运输工具卸货完毕后才能得知，因此应当发布一份通知书以确保暂扣所有的产品以待检验。FDA 有权要求将整批货物扣留以待检验，且无论是发布多份单个的通知书，还是一份总体的通知书，效果都是一样的：必须保持整批货物原封不动。

当进口商告知辖区办公室进口货物的存放地点以及做好检查准备时，辖区工作人员会前往该地点进行检查和 / 或抽样。这时，应当发布一份对具体货物进行抽样的新的 FDA 通知书。对于任何未列在 FDA 通知书内的货物将被指定为"放行"或"准予放行"。

第二十二节 | 许可和拒绝运输及出口（T&E）入关申请

一、目的

为批准或拒绝运输及出口（T&E）入关申请提供统一的指南。

该文件代表了政府机构当前对进口商依据 CBP 的运输及出口入关申请的要求进口属 FDA 管辖范围的及属 CBP 的运输及出口（T&E）商品入关操作程序的观点。本指南不赋予任何个人以任何权利，也不对 FDA 或公众施加约束力。

二、背景

CBP 条例 19 CFR 18.10，"入关申请的种类"中，列举了各种保税运输货物的入关和提货。其中之一即为运输及出口（T&E）货物的入关。向 CBP 提交的 T&E，允许货物在美国境内保税运输，然后原封不动地出口到其他国家，而不需要付税。（参见 19 U.S.C 1533，19 CFR 18.11，和 19 CFR 18.20）

T&E 条款主要是针对在美国境内保税运输并出口到国外的产品。此外，已被拒绝入关的货物也可以在进口商申请并收到相关政府机关批准的书面授权并 / 或符合所有适用的法规后，以 T&E 方式入关。当 FDA 收到 CBP 的通知，告知被 FDA 拒绝入关的货物将通过 T&E 保税运输至一远方港口，并在 CBP 的监督下出口时，FDA 通常不会反对运输该批被拒绝入关的货物。此外，当 FDA 收到 CBP 的通知，告知属 FDA 管辖的未申请入关的产品将以 T&E 方式入关至一远方港口，并在 CBP 的监督下出口时，FDA 通常也不会反对运输该产品。在大多数情况下 FDA 可以免除书面授权请求。然而，也可能会出现拒绝 T&E 入关请求的情况。

FDA 已经意识到，将被拒商品运输到其他港口以便再出口的 T&E 入关程序存在着缺点。例如，在 1975 年，一起有关进口蛙腿的事件证明，当被拒绝入关的货物经 T&E 保税运输时，有可能会分销转入国内贸易市场。

蛙腿的案例（美国诉讼 76522 磅的蛙腿，《联邦公报》423 期 Supp. 329（S.D. Texas，1976））突出了以 T&E 方式运输被拒货物的风险。在该案例中，被污染的蛙腿，据报道是要出口到墨西哥，而事实上被绕道转入了国内市场，由此避开了 FDA 对防止违规商品到达美国公众手上的监管。

作为对该起案件及其他绕行事件的响应，FDA 会同 CBP 讨论了有关以 T&E 入关方式运输违规商品的意见。CBP 同意，如果 FDA 反对，则不得允许违规货物以 T&E 入关程序运输。通过采取该项措施，避免了随意批准 T&E 入关货物的情况，同时消除了商品丢失、遭窃或绕道运输的可能性。

在 CBP 法规中对"受限制与被禁止商品"使用 T&E 方式入关进行了说明。CBP 法规 18.21（b）条规定 CBP 可以拒绝放行以 T&E 方式申请入关的该类商品，除非负责监管该类商品的机构提供书面许可。依照 19 CFR 18.21（b）的规定，被禁止商品申请 T&E 入关，如果没有必需的书面授权，可以对其予以没收。但是，CBP 和 FDA 的实际做法是如果 FDA 不反对在美国境内保税运输违规商品并出口到国外目的地，则 CBP 可以发布 T&E 入关而无需 FDA 的书面许可。当 FDA 反对上述运输时，应当以书面形式通知 CBP。

有些情况下，诸如没收等监管行为对 T&E 入关运输的货物是有必要的。通常，以 T&E 入关的货物在 FDA 收到 CBP 或进口商的通知之前就开始运输了。如果 FDA 认为请求以 T&E 入关方式运输违规货物的目的是为了今后进口到美国，那么即使该货物已经在运输当中，对其采取监管行为也同样有必要。例如，由于运输问题，具有健康风险的违规药品可能在进入墨西哥或其他邻国之前被运到美国。进口商可能请求 CBP 的 T&E 入关许可。在收到 CBP 或进口商告知货物正在以 T&E 入关方式运输的通知书后，如果 FDA 发觉该批药品可能被出售给美国境内的个人，则 FDA 可以决定对该批药品予以没收，以防止其非法进入美国国内市场。

在另一个案例中，一批未经批准的药品从罗马尼亚以 T&E 入关方式经美国运往墨西哥的提华纳，受到 CBP 的谴责并下令予以销毁。《联邦食品、药品及化妆品法》801（b）中，有关对 CBP 保税运返的产品有条件放行的条款，因其依照《联邦食品、药品及化妆品法》不适用于非法进口的商品，因此已经不再应用。CBP 之所以下令销毁，是因为这是确保该批药品不会被重新运入美国的唯一办法。申请人事先已经明确申明，该药品为新药且未提交新药申请或获得申请批准。(参见美国诉 300 盎司益康宁洗剂及 25000 益康宁片,或多或少,492 F. Supp 114(C.D. Cal. 1980)。)

三、指南

如果某商品已经依照《联邦食品、药品及化妆品法》被拒绝入关,则在下列情况下,FDA 将考虑拒绝其 T&E 入关申请:

1. 该商品会对消费者健康造成肯定的危害(如,包含毒素或病原体的物品)。

2. 有证据显示,T&E 入关程序被滥用,违规商品正在绕行转运入国内市场(如,前文提到的蛙腿案例)。

3. 违规产品运输的距离很远,以至于容易丢失、遭窃或绕行转运,并且 / 或者很难对该运输过程进行控制和 / 或监督。

4. 进口公司以往有将违规商品绕行转运入美国国内市场的记录。

如该商品已作为消费品或仓储入关货物被运入,则扣留与拒绝入关通知书中应当包含以下声明:

"不得发布 T&E 许可证——依照 19 CFR 18.21(b)之规定,不得签发运输与出口许可证。"

如该商品已作为 T&E 货物被运入,且 CBP 已通知 FDA 该批货物入关,则应当以书面形式通知 CBP,告知 FDA 反对批准该货物以 T&E 方式入关。

注意：随着 OASIS 的发展，FDA 的抽样通知书、放行通知书、扣留与听证通知书、拒绝入关通知书等等，已由"FDA 通知书"所取代，并附有针对具体货物入关的措施的说明。

在对 OASIS 系统作出修改以便发布 T&E 声明之前，使用 OASIS 系统工作的辖区办公室应适当地给 FDA 通知书添加注释，并将该通知书的副本转发给当地的 CBP 办公室和其他被通知方。

辖区办公室可以视情况自行决定重新考虑 T&E 运输或提交监管措施。

有关应用 T&E 的疑问应当直接提交给 DIO，以及相应的中心。

第二十三节 | 展示

展示 3-1　FDA 通知书范本

本展示中的 FDA 通知书仅为范本，而并非适用于所有情形。现行的由辖区办公室从 OASIS 系统中发出的"FDA 通知书"，其格式及用语也可能会有所不同。

美国食品与药物管理局
洛杉矶辖区办公室
FDA 通知书

入关编号：112-9861457-6

通知书编号：2

1996 年 11 月 6 日

申报人：

FBN Freight Servi ces Attention: George

500 Canal St.

New Orleans LA 70130

● 入关港口：洛杉矶，2704

  货轮：NOL RUBY

  入关日期：1996 年 11 月 2 日

  到达日期：1996 年 11 月 4 日

● 海关注册进口商：希普利油炸圈饼店有限公司 Lafayette, LA

● 收货人：a: 希普利油炸圈饼店有限公司 Lafayette, LA

  b: 北达科他州法哥市特色商品有限公司

持有指定的必要文件并通知 FDA 产品当前状态

● 产品

ACE/FDA	产品说明	数量	当前状态
* a 001/001	脱水菠萝	500 CT	已放行 11-6-96

● 产品

ACE/FDA	产品说明	数量	当前状态
* a 002/001	脱水姜片	10 kg	产品由 FDA 采样 11-06-96

● 产品

ACE/FDA	产品说明	数量	当前状态
* b 003/001	脱水番木瓜	10 kg	已扣留 11-06-966

注：* 自上次通知书之后的状态变动。请仔细阅读本部分中有关上述货物的重要信息。

●收货人 ID

如果未被 FDA 放行的产品依照美国海关的有条件放行规定被转运到位于当地市中心的某个地点或经 FDA 办公室同意的地点，则 FDA 不会要求对运返的货物进行检查或抽样。

本次入关货物中未在上文中列出的所有产品可以不经 FDA 检验而准予发运。本通知不保证所涉及的产品符合《食品、药品及化妆品法》或其他相关法案的规定，也不排除在产品今后被发现违规时采取的行动。

请将与本次入关货物中的所有产品有关的证明材料按下方的地址提交给 FDA 办公室。包括美国海关的文件（如 CBP-3461 或 CBP-7501）以及这些产品的商业发票，并附上以电子方式发送的 ACS/FDA 项目编号。

同时，在适当时，应告知 FDA 产品的实际情况，包括入关日期、地点以及仓库管理数量。

> 检查员，Jennifer A Thomas
> 美国食品与药物管理局
> （213）555-1212
> 2nd and Chestnut Streets（HFR-MA100）
> Philadelphia，PA 19106

自动扣留

以下产品因涉嫌被污染、假冒商标或其他如下所示的违规行为，依照《联邦食品、药物及化妆品法》、《公共卫生服务法》或其他相关法案的规定被拒绝入关：

●产品

ACS/FDA 产品说明 答复如下：

003/001 产品：脱水番木瓜 1996 年 11 月 26 日

《联邦食品、药物及化妆品法》402（a）（1）、801（a）（3）；劣质品

存放该物品的集装箱似乎含有毒或有害物质，可能会对健康构成危害。

《联邦食品、药物及化妆品法》402（a）（2）（B）、801（a）（3）；劣质品

该物品似乎为带有或含有农药的天然农产品，为 408（a）中所定义的不安全产品。该物品涉嫌含有喹硫磷。

您有权就该物品的入关资格或使之合规的方式向 FDA 提供口头或书面证词。该证词必须在上述日期之前（或当日）提交给 FDA。

采集的样本

●产品

ACE/FDA	产品说明	估计价格
001/001	脱水菠萝	15.00 美元

样本：已采集 10kg，每箱 1 千克共计 10 箱

●产品

ACE/FDA	产品说明	估计价格
002/001	脱水姜片	0.23 美元

样本：已采集 1kg，每箱大约 4 盎司。

已放行的产品

●产品

ACE/FDA	产品说明
001/001	脱水菠萝

上述产品已被放行。本通知不保证该产品符合《食品、药品及化妆品法》或其他相关法案的规定，也不排除今后发现该货物违规时采取行动。

通知制作人：Thomas J DiNunzio（QA5）

美国食品与药品管理局

展示 3-2　表格 FDA-766

（正面）

关于重贴标签或执行《联邦食品、药品及化妆品法》和其他相关法的其他措施的授权申请	表格获批：OMB 编号：0910-0025 有效期：2017 年 1 月 31 日

收集本信息对公众报告估计每次平均花费约 0.25 小时，包括审查说明、搜查现有数据来源、收集和保留必要数据以及完成对数据收集审查的时间。请将有关本次收集信息估计花费的时间或任何其他方面的意见发送至下面的地址：

Department of Health and Human Service

Food and Drug Administration

Office of Chief Information Officer

1350 Piccard Drive，Room 400 Rockville，MD 20850

发至：主管 ＿＿＿＿＿＿FDA 辖区办公室	日期：	样品编号：
	产品：	
特此申请批准以下商品重新符合法规要求	入关编号：	入关日期：
承运人：	数量与标识：	

申请人已付返运保证金。此商品将与所有其他商品分开放置，并可在任何合理的时间供检验。若经授权，相关操作将在以下地点进行：＿＿＿＿＿＿＿＿＿＿，并将大约需要＿＿＿天完成。使本商品合规的具体方法详述如下：

我们将支付所有根据现行法规要求的监管费用。

公司名称：	公司地址：
申请人签名：	

申请处理结果

至：（名称和地址）	日期：
您的申请已被：　□拒绝，因为：	□依下列条件批准：

展示 3-2　表格 FDA-766
（反面）

进口商的证明	
地点：	日期：

我证明已完成授权工作，货物现已可在以下地点供检查：_____
被拒绝部分存放在以下地点，并可在海关监管下予以销毁：_____

申请人打印姓名：	签字：

调查员 / 检查员报告

发至： 　　港口主任或辖区办公室主任	日期：

我已查验所述商品，发现其与此处所述货物无异，且它们已按照授权于
20_____ 被_____。除了：

清理货物数据

核准部分：

遭拒部分：

损失（若有）：

进口商是否已清理全部货物：

监管用时及费用：

试验员：	日期：

展示 3-3 表格 FDA-790 监管费用明细表

监管费用

☐《联邦食品、药品及化妆品法》，第 801（b）和（c）
☐《联邦法规》第 21 篇第 1005.24 条

发至：[插入地址] 海关辖区负责人	发自：[插入地址]DHHS 食品药品管理局
产品	FDA 抽样编号
承运人	入关编号
注册进口商	入关日期

收货人

以下是根据本机构根据上述法案或法规执行监管而发生的费用列表。要求你方将相关款项（包括因你部门而导致发生的任何费用）存入财政杂项收入

费用类型	单位			单位费用	总费用
	时长	天数	里数		
调查用时					
分析用时					
每日津贴，按政府差旅费条例支付					
用车					
其他运输费用（逐条列举）					
杂项支出（逐条列举）					
总计					

备注

FDA

第四章
其他程序

第一节 | 交流
——辖区和中心的职责

一、需要中心共同参与的监管行为

当辖区决定某监管行动的启动是恰当的以后，辖区需要把想要提交建议书的意愿告知相应的中心合规部门。当生产质量管理规范（cGMP）或者质量体系（QS）审查完国内药物、生物制品或者医疗设备设施，提交建议书以后，辖区合规部门的工作人员还需要把区域完成情况和合规性追踪系统（FACTS）中的档案维护页面上的每个档案分类的"待审"状态改为"审核中"状态。合规部门工作人员还需要用符号表示备注字段来解释被推荐的行动。当建议书递交给中心审查以后，备注字段需要更新，以说明建议书已提交，并且要注明提交时间。至于国外检查，合规中心的工作人员负责复审和评估，并且要进入评审中"待审"状态，用恰当的符号在备注字段标注。

合规部门部长一被分配这项任务，中心就要尽快告知辖区。这种尽早交流的模式可以为讨论案件留出时间，讨论包括整体策略、历史、违规、理由、收费计划、监管和政策考虑、地方文化以及

国家 / 程序的问题。

如果中心合规部门在初步审查完辖区的建议以后，倾向于不同意辖区的建议，那么中心需要迅速及时地告知辖区这个初步决定，并且予以口头解释。如果辖区对于中心的反对的依据有异议，它应该在 3 个工作日内给中心提供附加理由，以此来继续推荐的行动。附加理由应限于辖区当前可以获得的信息，而不是一个可以收集更多信息来支持该建议的承诺。中心在对辖区的建议作出最后的决定之前要考虑这些附加信息，告知辖区它作出的决定，并且准备最终备忘录。如果确定需要一次检查来收集更多支持证据的话，中心对于建议书做出的最终处理（同意或反对）通常情况下将不会被推迟。在处理本段落中涉及的程序期间，合规部门部长和 DCB 需要和中心共同参与建议书的讨论。如果提出的官方行动不是辖区提出的正式建议书的主题（例如 BIMO、国外检查），同样的交流原则应该适用于所涉及的中心和辖区工作人员。

二、中心为辖区发行或 / 及后续工作而准备的监管行为

当中心确定辖区发行、参与及 / 或后续工作是都是恰当的行为以后，中心应该告知相应的辖区合规部门，表示愿意筹备监管行动，并且为辖区提供一个在合规性策略和行动实质性方面合作的机会。

三、禁令：FDA 工作人员的告知职责

（一）背景

1. 禁令的目的及权利　禁令是根据《联邦食品、药品及化妆品法》

（以下简称法案）第 306 部分采取的禁止任何人（例如个人、公司、合伙企业或者协会）参与 FDA 监管活动的一种补救措施，如下所述。

（1）法案 306（a）（1）和 306（b）（1）（A）部分规定，除个人以外的个体禁止提交或者协助提交任何小型药物申请。

（2）法案 306（a）（2）和 306（b）（1）（B）部分规定，个人禁止为已批准或待批准药物的申请人提供任何帮助。

（3）法案 306（b）（1）（C）部分规定，个人禁止进口任何食物或者为进口商提供任何进口食物进入美国。

（4）法案 306（m）（1）部分规定，个人禁止被派遣去检查合格设备制造厂，并且禁止与外国协议进行一些促进电子商务的活动。

禁令是根据刑事定罪或者行为的，如法案第 306 条规定。

2. 药品　根据法案第 306 部分，术语"药品"是指一种受法案第 505 部分（新药）、第 512 部分（新动物类药）或者第 802 部分（某些未批准的产品出口）监管的药物，或者是受《公共健康服务法》第 351 部分（生物制品的监管）监管的药物。

3. 其他可能的行为　民事处罚。

根据法案第 307（a）（6）条规定，任何已批准或待批准药品的申请人，若故意参与已被禁止个体的活动，将承担民事处罚责任。

根据第 307（a）（7）部分，被取消资格的人如果为持有已批准或待批准药品的申请人提供服务，将受到民事处罚。

（二）告知职责

1.管理局 员工操作指南（SMG）中第7712条"禁令程序"规定了FDA工作人员要遵循的有关禁令行为的一般程序，并且详述了FDA员工的职责。ORA执行办公室（OE）有责任启动和继续禁令行为。所有的FDA工作人员有责任就任何可能受到禁令的人告知OE，并且在规定时间内将相关材料提交给OE。

2.必需的告知 依照SMG7712，所有FDA工作人员有如下责任：

（1）当FDA工作人员发现（通过口头或者书面交流）某个人可能受到禁令以后，工作人员要确保通知到OE。

（2）确保给OE提供了FDA工作人员所拥有的相关材料的副本（例如书面公告、禁令请愿书和支持禁令的材料）。

将通告、相关材料通过电子传输、各办公室间或者通过常规邮件或者传真传给合规政策部门/DE的禁令专家。包括你的姓名、办公室、电话号码。合规政策部门（DCP）位于12420 Parklawn Drive，Rockville，Maryland 20857. 电话301-796-5280，传真301-827-3670。如果你有任何关于通告或者禁令的问题，或者需要更详尽的信息，请联系禁令专家或者DCP。

3.通告时间表 针对有可能受到禁令的人。

（1）持有已审批或待审批的药品申请；

（2）是可能收到禁令的人的雇员；

（3）一名临床调查员；

（4）目前正在参与进口食品或者为进口商提供食品；

（5）根据法案第 301（gg）条被判有重罪的，FDA 工作人员将尽快通知 OE 的人。

否则，工作人员将在收到口头或者书面通知的 90 日内告知 OE。

4.适用于 OCI 的要求　刑事调查办公室（OCI）负责按季度为合规政策部门主任提供报告，这些报告阐述了在可能引发禁令的前 3 个月发生的所有定罪。

（三）受到禁令的人

会触发禁令的事件通常是根据联邦法律判定的重罪或轻罪，或者按州法律而判定的重罪。但是，某些行为可能使一个食品进口商，一个针对药品和生物制品的高管代理遭受禁令。可能使人遭受禁令的定罪和行为的种类在法案第 306 部分有详细描述。按照产品种类总结如下。

1.食品　法案 306（b）（3）部分规定，如果个体（包括个人、企业、企业伙伴或者协会）因为实行了与向美国进口任何食物有关的行为，或者从事进口行业，或者提供进口那些严重威胁人类或者动物健康的劣质食品而被判重罪，那么这个个体将遭受禁令。

2.药品——企业、合作伙伴和协会　除了个人以外的个体如果做了以下的事情，则将遭受禁令。

（1）法案306（a）（1）部分规定，依据联邦法律，由于实施了和微型药物申请有关的开发或者审批行为而被判重罪。

（2）法案306（b）（2）（A）（i）部分规定，由于实施了和微型药物的开发或者审批有关的行为（包括开发或者审批的进程）而被判罪。而且，这个罪行是根据联邦法律定下的轻罪，或者是根据州法律定下的重罪。

（3）法案306（b）（2）（A）（ii）部分规定，因上面（1）和（2）所述的刑事犯罪而被判犯有串谋，协助或者怂恿罪。

3.药品或者生物制品——个体　一个个体如果做了以下的事情将受到禁令。

（1）法案306（a）（2）部分规定，根据联邦法律，由于实施了和任何药品开发或者审批有关的行为（包括开发或者审批的进程）而被判重罪，或者是根据法案实施了和任何药品的管理制度有关的行为而被判重罪。

（2）法案306（b）（2）（B）（i）部分规定，由于实施了和任何药品发展或者审批有关的行为（包括开发或者审批的进程）而被联邦法律判轻罪，或者被州法律判重罪，或者是根据法案实施了和任何药品的管理制度有关的行为而被判罪。或者依据在这一段和上一段描述的犯罪行为而被判犯有串谋，协助或者怂恿罪。

（3）法案306（b）（2）（B）（ii）部分规定，根据联邦法律或者州法律因涉及行贿、支付非法酬金、欺诈、伪证、虚假证明、敲诈、勒索、伪造或销毁记录、干扰妨碍调查，起诉任何刑事罪行，或者串谋、协助、怂恿等而被判重罪。

4.药品或者生物制品——基于行为的禁令　个人也会受到禁令。

（1）法案306（b）（2）（B）（iii）部分规定，如果她/他实质性地参与了会被定罪而受到禁令的过错行为。

（2）如果她/他是一个高级管理代理人：①为他人工作或者作为顾问为他人工作，而在这期间他人因其行为而被判了重罪由此导致他/她受到禁令；②了解上述他人的行为，或者采取行动来避免这些行为，或者没有采取行动来避免那些行为；③知道这些行为是违反法律的；④没有主动向部门的检察官、工作人员、代理人或者相应的执法人员汇报这些行为，或者说没有让这些行为得以被汇报，或者未能采取其他合理的措施，这些措施可以确保在代理人知晓这些行为以后的合理时间内，药品的管理流程没有被削弱。法案201（bb）和（cc），和306（b）（2）（B）（iv）部分规定。

5.设备　被派遣检查合格设备制造商的个体（个人、企业、合作伙伴或者协会）会受到禁令，如果这个个体已经因一件或多件禁止的行为，按照法案301（gg）部分而被判重罪。

法案301（gg）部分禁止明知却未通知秘书关于可信任人在检查过程中公开的情况，这个情况可能引起或者诱发704（g）（7）（E）部分要求的公共健康的不合理威胁，或者依据704（g）（7）（A）

部分可信任人明知在检查报告中包含错误信息，或者明知却未能包含在该报告中的材料。

第二节 | **预先通知**

一、目的

这部分详述了"预先通知",并且为确定是否已经提供了足够的预先通知建立了统一的标准。

二、背景

除了在一些少数的特定划定的区域,在采取正式强制行动之前,FDA 没有法律义务去提醒公司或者个人,他们本身,他们的做法或者是产品是违反法律的。不过,FDA 执法政策的基本原则是相信当大多数人得到一些信息的时候,他们将自愿遵守法律。这些信息是关于需要什么,存在什么违规行为,以及在违反法规的情况下,没能遵守法律而导致启动执法。

三、政策

预先通知符合该机构的公众保护责任,并且,如果违规情况没有对健康构成威胁，或者说不构成故意、严重或者公然侵犯，FDA的政策是为个人和企业提供一个在执法行动开始之前自觉采取恰当迅速正确的行动的机会。如果这种自觉行动没有达到目标，那么所提供的充足的预先通知文件通过证实责任人即便已经被机构警告依然继续违反法律，从而加强了机构在执法行动中的地位。

以下是在评估预先通知的充分性的过程中应该考虑的因素预先警告。

1. 行为、状况、做法或者违反了 FDA 法律的产品。

2. 通知（警告）充分证实了违规的行为、状况、做法或者是产品。（注：类似的违规行为不需要单独预先通知，例如，对于每一个未批准的药物来说，单独预先通知是没有必要的）。

3. 通知（警告）是提供给公司和负全责的个体的。

4. 该公司有合理充足的时间来做出纠正。纠正可能会包括暂停出货、召回违规产品，或者更改程序和控制。

5. 如果可能会影响到预先通知充分性的情况发生了，比如所有权或者责任管理部门的变化，如果该"公司"收到了预先通知，要考虑什么是新的管理部门所认可的。

注：预先通知可以是以口头或者是书面形式提供的。在怎样遵守法律这一点上是没有争议的，充分通知可能是在检查结束以后，调查者结合负责任的管理部门，对于有异议的情况进行讨论。但是，如果违规行为涉及到一个有争议的领域，这个领域的政策仍

处于新兴状态，或者是过去没有被普遍监管的领域，那么书面通知（通常是以警告信的形式）应该在执法行动开始之前发出去。

考虑这些因素将有助于满足预先通知对公民和某些犯罪行为的要求。

四、程序

警告信是机构对违规行为以及实现自觉合规提供预先通知的主要手段。但是，预先通知可以通过民事诉讼、行政诉讼或者其他不是很正式的手段提供，包括以下的方式。

1. 涉及同样或者相似的违规行为，由州、市或者其他联邦机构发出的执法行动或通知。

2. 检查结束后 FDA-483 发布观察名单。必须遵守领域管理手册 120 的指令给公司的主要负责人 FDA-483 发行本的副本。

3. 在 EIR 中记录的，FDA 调查员与管理部门的讨论。

4. 召回分类通知函。

5. 妥善记录机构的官员和企业的高层管理员的会议或者电话交谈。

6. 妥善记录 FDA 中心人员就关键科学问题的咨询交流。

注：更多有关"妥善记录"电话交谈和会议的信息参见在 OIRM 内网上的员工操作手册，对外关系，指南 2126.2，非 FDA 人员电话交流备忘录和会议备忘录。

第三节 | **监管会议**

监管会议是 FDA 管理层自行决定要求开的会议，为的是告知责任人或者公司，关于一个或者多个产品、做法、流程或者其他活动是如何被认为是违反法律的。FDA 不要求举行监管会议，而且，除了少数特别定义的领域（见《FDA 行政手册》第四章第一节警告信），其他领域在实施执法行动之前不需要提供任何其他形式的预先通知。

监管会议可以是一种有效的执法手段，以此达到及时自觉合规的目的。并且，它已经成功地应用在许多不同情况中，包括以下情形。

1.当企业已经纠正了大多数警告信中指出的违规情况以后，作为警告信的后续行动，它将提供额外的在合规方面提供鼓励、指导和帮助。作为警告信的后续行动，FDA 官员可能会在监管会议上提醒公司或者个人，如果未能及时地做出恰当的纠正，他们将采取执法行动。

2.对一些记录在案的违规行为的交流不能保证警告信的发布。在这种情况下，监管会议提供了额外的实时效益，对违规行为和恰当的纠正措施的双向讨论。

当一个特定的合规计划需要发布一封无标题信的时候，监管会议不应该被用来作为无标题信的替代品。另外，在大多数情况下，监管会议不应该用于最初的对于违规的严重性的交流。这种违规行为一般最好以警告信的形式交流。但是，在一些情况下，监管会议可用于最初的对于违规的严重性的交流，例如：

（1）当举行监管会议来讨论健康危害和立即采取修正行动来处理目前市场上的违规产品的必要性时；

（2）当举行监管会议连同发布警告信一起来强调违规的严重性时。

一个成功的监管会议的结果包含相关责任个人做出的关于整改违规的设施条件或违规设施作业内容的承诺。各辖区将自行决定通过对后续交流和文件的评估或者后续检查来核实这些承诺。检查的分类应该反映违规的严重性，并且可以根据纠正措施的充分性进行适当的修改。在纠正措施都不能够令人满意的情况下，最终的后续行动计划应该由辖区制定。辖区应该适当地与参与的中心和 OE 商量。

任何参与公司或者个人监管的 FDA 组织有权力决定是否要召开监管会议。如果中心决定要举行一次关于一个或者多个辖区做出的观察结果的监管会议，那么中心应该邀请涉及到的所有辖区，并且要考虑到这些辖区对这个会议持有的任何反对意见。也应鼓励中心邀请辖区来参加与中心发起的观察或事件有关的监管会议（例如未批准的新药或者是设备问题）。中心和辖区之间产生的任何关于是否召开监管会议的分歧，应该由中心、辖区和 OE 共同合作商讨来解决。

在涉及到公司范围的违规或者涉及多个辖区的情况下，会议应该包括受到影响的中心、OE 和所涉及到的辖区。会议的地点应由相关各方商讨决定。

所有的监管会议都要有会议摘要。

第四节 | 食品记录的检查 ——414（a）和704（a）部分

一、目的

本节介绍检查记录的权威、标准和流程。根据《联邦食品、药品及化妆品法》414（a）和704（a）部分。

二、权威

（一）《联邦食品、药品及化妆品法》

1.414（a）部分记录检查：记录访问的标准，详见下文"三"。

2.414（b）部分：授权颁布法规来确立记录的建立和维持的要求，这些记录用来决定之前的食物的直接来源和之后的食物的直接接收者。

3.414（c）部分：敏感信息的保护。根据第414部分，FDA应采取适当的措施，以确保有效防止FDA所获得的任何商业秘密或者机密信息未经授权而被暴露。

4.414（d）部分：这部分不应被理解为：①限制 FDA 检查记录或者根据法案的任何规定来要求建立和维持记录的权力；②授权 FDA 对食物加强要求，甚至达到农业部部长依据《联邦肉类检验法》《家禽产品检验法》或者是《蛋产品检验法》专属管辖的程度；③对《美国法典》第 5 篇第 522 部分或者第 18 篇第 1905 部分有任何的法律效力；④延伸到食谱、财务数据、价格数据、个人数据、研究数据或者销售数据（除了货运销售数据）。

5.704（a）（1）（B）部分：要求的是，在检查过程中，任何制造、加工、包装、运输、分销、持有或者进口食品的人（除了农场和餐馆）提供了对所有记录的访问和其他在 414 部分描述的信息，如果符合 414（a）（1）和 414（a）（2）部分对于记录检查的标准的话，将受到 414（d）部分的限制。

6.301（e）部分：授权对不允许访问或者复制 414 或者 704（a）部分要求的记录进行处理，或者是处理作为禁止的行为而未能建立和维持 414（b）部分要求的记录的情况。

（二）21 CFR 1.361（记录可用性要求是什么）

当 FDA 有理由相信一种食品，或者 FDA 有理由相信其他的可能以同样的方式被影响的物品是掺杂的，并会对人类或者动物产生严重危害健康或者致死的威胁时；或者当 FDA 认为使用或者接触一种食品，或者 FDA 认为的可能以类似的方式受到影响的食物可能会对人类或者动物引起严重的不良健康后果或者死亡时，那么任何记录和其他的根据 414 或 704（a）规定 FDA 可以获取的信息，都必须可供随时检查、复印和其他的复制手段。这些记录和信息必须尽快提供，不能超过收到请求之后的 24 小时。

三、授权调用记录进行检验的法定要求

在满足法案 414（a）（1）、414（a）（2）或者 704 部分的法定要求时，无论故意掺假的情况是否已知或者仅是怀疑，FDA 都可以调用它的权限来访问和复制记录。

1.414（a）（1）部分 – 掺假食品：如果 FDA 有理由相信一种食品，或的 FDA 有理由相信者其他可能以同样的方式被影响的物品是掺杂的，并且会对人类和动物产生严重的不良健康后果或者死亡，那么 FDA 有权访问并且复制所有和这些物品有关的记录，这些记录可以协助 FDA 作出决定。

2.414（a）（2）部分 – 使用或者接触问题食品：如果 FDA 认为存在一种合理的可能性，即使用或者接触一种食品，或者 FDA 认为可能会以类似方式受到影响的食物将会对人类或者动物造成严重的不良健康后果或者死亡。FDA 有权访问和复制所有和这些食品有关的记录，以及 FDA 认为其他的可能以类似方式受到影响的食品的记录。这些记录可以协助 FDA 作出决定。

414（a）（1）和 414（a）（2）部分，适用于任何制造、加工、包装、分销、接收、持有或者进口这些食品的人（除了农场和餐馆）。适当的凭据和书面通知是必须要提交的，而且，查看记录的请求必须要在合理的时间、合理的范围、以合理的方式处理。

对于国外厂商，414 部分适用于制造、加工、包装、分销、接收、

持有或者进口这些用于美国贸易的食品的任何人（除了农场和餐馆）。

四、可根据本授权访问和复制的记录

根据 414 和 704 部分授权的条款，FDA 可以访问和复制所有记录。这些条款与制造、加工、包装、分销、接收、持有或者进口食品有关。为了符合 414（a）（1）和 414（a）（2）部分的标准，这些记录是由或者代表实体的任何形式（包括纸张和电子形式）、在任何地点保存。

研究者应当首先申请和审查那些最需要确立掺假和对人类或动物引起严重不良健康后果或者死亡的记录。研究者应酌情将审查延伸到其他必要的记录中去。

五、可能无法在本授权访问和复制的记录

根据法案 414 和 704（a）部分，FDA 的权限不能应用于：食谱、财务数据、价格数据、个人数据、研究数据（除了试销食品）或者销售数据（除了货运销售数据），这些都是第 414（d）部分所排除的。另外，FDA 不能访问来自农场和餐馆的数据。

在 21 CFR 1.328 部分，"食谱"被定义为："配方，包括生产食品所必需的组分、数量和指示。因为食谱必须都要有这三个元素，因此一个没有数量信息和生产指示的成分列表不能称为食谱。"所以，FDA 有权访问记录请求中的成分列表。

六、授权调用记录进行检验的流程

根据法案 414（a）和 704（a）部分，辖区在向任何人做出访问记录的请求之前，必须依照下面的流程取得 OE 的同意。

1.FDA 紧急行动办公室（OEO）将组织协调活动，在请求记录上取得 OE 的同意。而且，它首先应该按照以下步骤联系 OE。

（1）在国内检查期间，辖区或者其他 FDA 人员通知 OEO，告诉他们与食物有关的应急响应活动，这些食物可能对人类或者动物构成严重的不良健康后果或者死亡。

（2）在国外检查期间，进行检查的 FDA 检察员通知国外实地调查部（DFFI）的主任，然后 DFFI 告知 OEO。

注意：步骤二到步骤六可能同时发生或者连续发生。

2.OEO 通知相应的中心（CFSAN 和 / 或 CVM）和法规事务办公室的执法部门（OE）（无论口头或者书面）。

3. 征得 OE 同意后，相应的中心确定有理由相信食物是掺假的，而且对人类或者动物构成严重的不良健康后果或者死亡；或者使用或者接触到这种食物可能会对人类或者动物引起严重的不良健康后果或者死亡。

4.OE 批准所有的访问记录申请，并与相应的中心一起来确定请求的范围，确保被请求的记录对于评估来说是必要的。评估包括：食物以及那些 FDA 认为的可能会以类似的方式受到影响的食物是否是掺假的，是否会对人类或者动物引起严重的不良健康后果或者死亡；以及是否有这种可能性，即使用或者暴露于食物以及那些 FDA 认为的可能会以类似的方式受到影响的食物，会对人类或者动物引起严重的不良健康后果或者死亡。

5. 相应的中心咨询首席法律顾问办公室（OCC）是否有理由相信食品是掺假的。OE 将与相应的中心和 OCC 共同确定记录请求的范围。

6. 最终裁定做出以后，相应的部长应该以书面形式记录该决定参见 MG 1410.306。

7. 一旦所有的必要的决定都作好以后，OE 将信息传达给辖区部长以便进行设备检查（国内检查），或者传达给 DFFI 部长（国外检查）。DFFI 的部长将信息传达给相应的外事办公室主任或者传达给国外 DFFI 检查成员。

七、FDA 482c 的发布

按照上述描述的流程作出必要的决定后，调查员或者其他的以资格证书形式授权的 FDA 人员将发出书面通知（表格 FDA-482c）给货主、经营者或者负责代理人，告诉他们需要的记录和 FDA 获取这些记录的法律权限。FDA 以后可能会以相同的权限来请求获取与可疑食物相关的补充记录。

八、合规时间表

对于除外国公司以外的所有人来说，以这种权限请求的记录和其他信息都必须尽可能快地获取，不能超过收到请求后的 24 小时。

九、无法提供记录

依照法案 301（e）部分，禁止拒绝许可访问或者复制依照 414 或 704（a）部分要求的记录，以及未建立或维持依照 414（b）部分要求的记录。

第五节 | 现场检查报告（EIR）结论和决定

为获得与"EIR 结论和决定"有关的进一步的信息，请参见《现场管理指令》No.86，或参考网址：

http://www.fda.gov/ICECI/Inspections/FieldManagementDirectives/ucm061430.htm.

针对国内或者国外药物、生物制剂或医疗设备设施涉及合规活动或状态的 cGMP 或 QS 检查，请记得在审查过程到得到结论的每个阶段都要酌情更新公司的 FACTS 档案信息。

第六节 | 州际旅行项目（ITP）的分类和行政行为

为获得与 ITP 有关的进一步的信息，可参见合规计划 7318.029"州际旅行计划——运输和支持设备"或登录网址：

http://www.fda.gov/downloads/Food/GuidanceComplianceRegulatoryInformation/CoComplianceEnforceme/ucm073336.pdf。

另外，可参见《现场管理指令》第 122 条"州际旅行卫生设备：州际承运人运输工具和取水点饮用水要求"或登录网址：

http://www.fda.gov/ICECI/Inspections/FieldManagementDirectives/ucm096020.htm.

第七节 | **报告和监察**

FACTS可代替本部分。请参阅FACTS用户指导以获得进一步信息。

第八节 | 临时委员会

一、目的

本节概述了机构为执法目的而召集的临时委员会的功能、组成和活动，并列出了现场和总部部门在推荐和实施他们的目标方面的责任。

功能

有四个主要类型的临时委员会："决策""推荐""上诉"和"扣押 / 禁令"。

1.决策型临时委员会的召集是为了解决机构在这些事件上缺少先例的问题，这些事件包括复杂困难的执行问题，或者两个或者多个部门之间在决策上存在争执的问题。

2.推荐型临时委员会的召集是为了考虑将一件事推荐给司法部门，以作出进一步的刑事调查或者诉讼。

注：刑事调查办公室（OCI）负责审查所有的 FDA 管辖范围内的被推荐的刑事调查。如果辖区或者中心认为有必要开展刑事调查的话，他们必须立即联系 OCI。如果 OCI 得出的结论是，他们不会当时就参与此事，那么辖区或者中心接下来可以依照下面"程序"中所述进行。

3. 上诉型临时委员会的召集是为了解决在执法政策不一致、不清晰或者不完善的时候，有关法律、行政或者监管行为的问题。

4. 扣押／禁令型临时委员会的召集是在初步评估、案件启动或者同步审查过程期间，当地方食品药品主管（RFDD）、地区运营办公室（ORO）主任、执行办公室（OE）主任、中心主任或者诉讼副首席律师或者指定人员无法在扣押或者禁令事件的策略或者可行性的事情上取得一致意见。

临时委员会可能在案件发展或者审查过程的任何时间点组建，然而，越早意识到临时委员会的必要性，审查行动就会越迅速。

二、组成

临时委员会由主任、OE 主任主持，由 RFDD、相应的合规中心主任、诉讼副首席律师，如果可以的话还有 OCI 主任组成。当事件涉及 DFFI 的时候，临时委员会还应该包括 ORO 主任。当某个委员会成员无法参加一场预定的临时会议时，他／她必须指派一个相应的官员来代替。

委员会的成员或者指定的代表应该依据在临时会议之前和会议期间提交的证据准备好对问题的决定。委员会成员还负责确定和安排所有其他参会人员以及其他他们认为必要的资源。这些人员应该仅限于那些了解争议事件的人，或者那些可以在决策过程中提供显著帮助的人。

三、程序

要求组建"决策""推荐""上诉"和"扣押/禁令"临时委员会源自 RFDD、ORO 主任、OE 主任、合规中心主任或者诉讼副首席律师。

如果当事人无法达成协议，无论是基于他们自己还是在合规管理和运营部（DCMO）的帮助下都无法达成协议，那么 DCMO 将会安排一次临时委员会会议。

1. 请求临时委员会的人必须通过 CMS 向 OE、DCMO 提交一份备忘录。该备忘录应该明确要求临时委员会的类型。

（1）请求决策型临时委员会的人，必须在备忘录里写上建议的会议结果。

（2）请求推荐型临时委员会的人，应该在备忘录里描述通过进一步的刑事调查或者诉讼程序预期想要获得的证据，以及为什么有必要将此事提交给司法部门而不是继续进行 FDA 调查的原因。

（3）请求上诉型临时委员会的人，如果委员会成员都已经熟悉案件的情况下就不需要在备忘录里总结事实和证据。但是，如果委员会成员对案件不熟悉，那么请求上诉型临时委员会的人就应该在备忘录里写上充分的背景和支持的信息。

（4）请求扣押/禁令型临时委员会的人，应该在备忘录里说明有争议的资料、信息或者意见。当临时委员会的请求发出以后，即开始审查扣押/禁令案件。因此，依照《FDA 行政手册》第六章第一节里描述的内容，审查临时委员会申请需要的时间将不适用审查扣押/禁令案件的时间要求。所以临时委员会将立即确立一个审查案件的时间表。

2. 在临时委员会会议上，请求召开会议的人将会简要地概括请求的原因、提出会议推荐的结果、描述所有的可预见的问题并且提供对于作出决定有帮助的任何信息。

3. 所有的临时委员会作出的决定，包括必要的后续工作和决策都将被记录下来、传播出去，并且由负责此案的 DCMO 合规检察官记录在 CMS 的相应部分。

4. 在案件发生显著变化、修改原始的临时支持材料、发现了新信息或者证据、出现了其他的能够影响委员会最初决定的问题的情况下，可以重新召集临时委员会。这些变化必须首先按照常规的审查程序接受审查。如果有必要再次召集临时委员会，原来的临时与会者应该尽量参加所有的后续的临时会议。

5. 在大多数情况下，委员会将通过成员达成一致意见来作决定。当成员无法达成共识时，OE 主任将要把这件事情连同一份推荐书提交给 ACRA，由 ACRA 作出最后的决定。

6. 所有的委员会决定都要接受 ACRA 和 OCC 的审查，最终决定将不被上诉。

四、责任

OE 接收召集临时委员会审查的请求。OE 对请求进行评估后确定是否确实存在需要解决的争议或者其他问题，以及是否提交了足够的信息，并试图获得各个当事人的决议，如果无法得出一个解决办法，那么 OE 将确定会议的时间和地点。OE 还将请求和其他所有的支持材料发给临时委员会的主要成员。

OE 主任担任临时委员会主席，发布基于临时委员会的讨论的最终决定。如果临时委员会无法作出决定，那么 OE 主任将把此事提交给 ACRA 作最后的决定。

ORO 主任可以基于那些 ORO 总部的方案活动中出现的问题建议召集临时委员会。

RFDD 就所有的关于召集临时委员会的建议作出最后的决定。区域主任担任临时委员会的负责人。

辖区主任可以建议召集临时委员会并且将建议书通过 RFDD 上交给 OE/DCMO。

相应中心的合规主任负责批准或者不同意来自中心的所有有关召集临时委员会的建议，并且担任临时委员会的负责人。

诉讼副首席律师将担任临时委员会的负责人，提供法律咨询，并且给出建议。

ACRA 将审查所有的委员会作出的决定。

委员会成员中不能参加预定的临时会议的人负责指定相应的官员来替代。委员会成员还负责确定和安排他们认为必要的其他参会人员,并且向他们提供必要的背景信息。

第九节 ｜ 上诉程序

一、目的

本节提出了对有关建议法律或者行政行为的决定的上诉程序。

二、谁可以上诉

上诉可以由 RFDD 或者合规中心的主任（或者同等职务）发起。

三、哪些内容可被上诉

相关官员可以上诉任何否决建议、行政或者法律行动的决定，否决的理由是自相矛盾，或者不存在强制执行政策。涉及到的办公室主任必须在提交上诉之前试图解决该分歧。

四、什么时候不适合上诉

当额外的信息克服了原有的否决依据时，不适合上诉。在这种情况下，应该更新建议书，使之包含新的或者额外的信息，并且向审查办公室再次提交并进行解释和请求复议。

五、上诉的请求

辖区办公室应该在 RFDD 签名之后提交上诉。中心应该在合规中心主任签字之后提交上诉。确定上诉备忘录和两份相关支持材料的副本并编好索引，然后提交给 OE 主任。

上诉备忘录必须确认要上诉的问题以及不同意否决决定的理由。建议书必须包括关于试图解决意见不一致进行交流的总结。

六、上诉审查

OE/DCMO 将审查上诉包以确保它是完整的，确定上诉是恰当的并且确定上诉是否涉及到政治、规则或者法规。DCMO 将首先设法解决上诉各方的分歧。

七、上诉的结论

如果 DCMO 不能使各方意见一致，则依照本章第六节规定的程序将安排由 OE 主任主持的临时委员会会议。

会议将包括 RFDD、合规中心主任，如果可以的话还有上诉副首席律师。如果负责人不能够出席会议，那么他们将指定一名合规高级官员来代替。通常只有一位专家必须陪同合规高级官员。

上诉的协议由临时委员会成员达成共识。如果临时委员会无法达成共识，那么这件事将会提交给 ACRA 来作最后决定。

临时委员会作出的决定将被记录并且分发到各个会议成员手中。该决定可能被限制基于案情而做出，或者它可能包括用于在特定的领域制定政策的一些指令。ACRA 或者 OCC 可审查所有的委员会作出的决定。

第十节 | **专家支持的案例**

一、目的

本节制定了一项程序，确保可用于案件的医疗、科学、技术或者其他专业的（统称"专家"）支持。在知识、技能、经验、训练或者教育方面有资格作为专家的证人，可以以舆论或者其他的形式作证，如果：①证词是基于充分的事实或者数据的；②证词来源于可靠的原理和方法；③证人将原理和方法可靠地用于案件的事实。

就本节来讲，术语"案件"是指一定或者可能成为一宗法庭案件或者听证会的事件。术语"专家"是指来自 FDA 的或 FDA 以外的在案件中担任顾问和 / 或专家证人的人。FDA 将寻求专家支持无论案件是否存在争议或者被诉讼。

二、责任

如果对特定的违规案件需要专家支持的话，中心负责确保 FDA

有适合的专家支持。关于需要专家支持的初步决定应该包含在许可备忘录中。合规中心与 OCC 协商后决定 FDA 是否需要专家支持案件。如果中心确定是需要的话，它应该与医疗或者科学审查方面的工作人员协商，以确保在这个问题上中心的地位代表了当前医疗或者科学意见达成的共识。如果需要的话，中心还应该与 ORA 辖区办公室协商，以作出决定。

需要的时候，中心还应该确定 FDA 是否有能力获得专家对案件的支持。直到中心作出有关专家支持的决定以后，它才可以将案件提起实际法律诉讼。

三、决定专家支持水平的标准

当 FDA 缺少内部专家的意见的时候，需要外面的专家对前期案件的支持。如果有合适的内部专家，那么中心应该与他们联系，以确定是否还应该联系 FDA 以外的专家来评估目前的医疗、科学或者技术方面达成的共识。

中心通常应该审查前所未有的问题和涉及最先进的和 / 或现行的 GMP 的复杂案件，以确定它是否应该获得专家的同意。

当案件与之前的案件非常相似的时候，中心一般只需要少量额外的专家支持，除非有新的法院判决、法规或者政策已极大地改变了要考虑的因素。

在决定和最近的案件相同的当前案件是否需要专家支持的时候，中心一般只需要参考近期的案件。

四、文件

中心对案件的许可备忘录里应该包含一个关于专家支持的部分，列在一个单独的标题下。这部分应该总结中心在提供专家支持保障方面做出的努力，并且描述有关专家支持方面存在的明显问题或者担忧。备忘录还应该包含相关的关于之前的或者待审的庭审案件、证词或者在近期案件或者听证会中撰写的宣誓书的信息、在最近处理提议或者完成规则的过程中得到的信息、顾问委员会会议、支持目前达成的共识的文献检索、与专家对话的备忘录等。

五、作为专家支持的专家列表

中心应该发展和维护一份专家清单。中心可以从多渠道开发这些信息，但是有责任确保支持案件的专家的数量充足。例如，当中心联系一个专家时，应该考虑请该专家去找到有类似专长的其他专家。这对于目前手头的案件和以后的案件都是有用的。

六、获得专家的支持及支付专家费用

中心可能会确定 FDA 需要外界专家支持来审查一宗案件和 / 或作为专家证人。在这种情况下，中心应该和其他 FDA 成员如首席律师办公室和 ORA 辖区办公室商讨，以确定最合适的证人，获得该证人的支持并且支付费用。有关获得专家服务并且为服务支付费用的更多的背景记载在 2003 年 8 月 25 号的执法办公室的代理主任 Donald Vasbinder 交给 FDA 中心和 ORA 经理的备忘录中。备忘录的副本可以在执法办公室内部网站找到。

如在该备忘录中解释的那样，记住总体原则很重要，即，每个案件都代表着 FDA 的利益，而不是该组织的某一特定的部分。FDA 的所有部门都有责任一起合作来为所有的案件提供最大可能的支持，而不是哪个办公室带头。因此，中心和区域办公室共同负责确定和获得最佳证人和其他对案件的支持，同时在我们预料到案件会存在争议或者诉讼的情况下首席法律顾问办公室负责使用证人的最终裁定。虽然中心的主要责任是确保可以得到专家支持，但是区域办公室应该与中心密切合作并且在整个过程中提供任何可能的帮助，例如，向中心确认和推荐可能的优秀的当地专家。区域 / 中心在考虑专家支持的需求和获取方面的协作应该在案件发展过程中尽快开始，并且贯穿每个阶段。

当需要专家支持法庭案件或者听证会时，获取专家以及支付专家服务费用应该遵循下面的程序。

1. 关于支持案件和听证会所需要的专家支持的类型和范围由负责的中心和区域办公室共同作出决定。同样重要的是，如果机构预计一宗案件将会有争议，那么就使用专家证人的问题应该咨询首席法律顾问办公室。首先确定需要获取专家支持的办公室负责与其他负责案件的办公室联系和协商。

2. 如果所有各方一致认为外部（非 FDA）顾问和专家证人在任何阶段对支持案件或者听证会是有必要的（包括支持建议、审查、批准和诉讼），那么所有的与这些服务相关的费用都将由负责这个案件的每个主要办公室（而不是 OCC）平摊。这包括专家服务所有必要的开支，例如，与专家联系和协商的费用、差旅费和每日津贴以及其他必需的相关费用。

（1）外部专家、负责的中心和区域办公室也应该就指定哪个办公室来牵头联系专家、谈判服务合同、确保完成必要的文件等彼此协商并达成一致。

（2）通常情况下，除非双方另有约定，否则被指派的去做这些行政事务的牵头办公室将为那些需要专家支持的案件负主要责任。例如：

①辖区通常是专家支持（例如申诉）的行政领导，这些专家支持是辖区为其建议的监管行动所需，或者是，在辖区的职权范围内，需要专家证人为审讯或者听证会提供证词。

②在下面两种情况下，中心通常是行政领导。一是如果中心或者OCC在审查被推荐的案件时，得出结论认为这些案件需要外部专家的审查以确保在处理案件之前可得到充足的科学支持。二是在中心的职权范围内需要专家证人为听证会提供证词。

（3）被指定的牵头办公室，准备必要的书面材料以获得外部专家支持服务，该办公室还负责确保及时支付那些和提供的服务相关的发票的费用。为了考虑到共享资金安排，应该采用下面的结算程序。

①当ORA区域办公室被指定为外部专家的牵头办公室时

总费用应该由合适的ORA区域中心资金CAN类别E承担。会计技术人员应该按照如下的方式给DHR的N区域编码：

"E（证人的姓）"

每个合约文件的副本，包括关于中心考虑哪些开销应该被分摊的信息，应该传真给 ORA 管理业务部（DMO）的资源管理办公室。DMO 将为各个中心提供合约文件的副本以便他们进行跟踪。每个季度，DMO 将联系适当的中心的预算人员，请求转移资金来收回总花费的一半。

②当中心被指定为外部专家的牵头部门时

总费用应该由相应的中心的会计部门承担。每个合约文件的副本，包括区域关心的哪些费用应该被分摊的信息，应该传真给 ORA 办公室或者 DMO 的资源管理部门。每个季度，适当的中心都将联系 DMO 的预算人员，请求转移资金来收回总花费的一半。

3. 对于 FDA 工作人员提供的专家支持来说，所有的这些花费（包括每日津贴和差旅费）都将由涉及到的工作人员的办公室承担。这些开支应该由办公室按照其正常程序来支付。（注：对于 FDA 工作人员提供的专家支持来说，这改变了在员工操作手册 2610.2 中 5b 和 7biii 部分的某些条款，两者多少有一些不一致）

第十一节 | 证词、生产记录、记录的认证

一、请求证词

FDA 可授权 FDA 员工，允许他们提供证词，如果证词是符合公众利益，可以促进 FDA 目标的话（21CFR 20.1）。尽管干扰 FDA 工作人员正常的职责，即在诉讼过程中提供证词给非当事方的机构，通常被认为是不符合公众利益的，但是通过提供答复文件 FDA 也许能尊重机构对证词的请求。FDA 也可以证实在法庭上展示的这些文件。

FDA 依据 21 CFR 20.1 处理书面的对证词的请求。口供、声明和员工对于口供、质询的答复，或者调查委托书等都被认为是该条规定所涵盖的证词。FDA 不处理口头证词请求。

FDA 工作人员不允许提供有关 FDA 职能或者在他们执行公务期间获取的信息的证词，除非获管理局局长的授权（21CFR 20.1（a））或者受到另一位获得授权的 FDA 工作人员的指派。

DCP、OE、ORA 主任已经被授权去批准按照 21CFR20.1 规定给出的证词，并且是批准所有证词的机构领导。除了 DCP 主任以外，下面的工作人员有权按照 21CFR20.1 规定批准给出的证词：ACRA、ORA 的副 ACRA、OE 和 ORA 的主任和副主任。关于这些委任参见《员工手册》（SMG）1410.24（a）（2），来自管理局局长的二次委任参见 SMG 1410.21。

除了 DCP 主任在批准证词中所起的作用外，DCP 还负责对所有证词请求的初审，除了那些来自州政府机构的请求。

联邦国家关系部（DFSR）处理来自州政府机构的证词请求的初审，然后准备一个 21CFR20.1 文件包给 DCP 主任审查和签名。但下列情况除外：如果证词（例如：口供、声明等）仅仅阐述了缺少记录或者仅仅确认了那些为了证明 FOIA 请求的记录的文件，则不需要 DCP（或 OCC）的审查。

在答复要求证词的请求时，FDA 工作人员可能会被要求协助 DCP 和 DFSR，通过确认合适的人去作证、起草授权证词或者确认那些答复请求的记录（代替证言）。

如果请求涉及到国会、工作人员人事档案、平等就业机会 DHHS 办公室、DHHS 检察长对 FDA 工作人员的调查、FDA 工作人员作为普通公民的证词或者前雇员关于 FDA 相关事件的证词，那么请参见下述在"五、特殊情况下的请求"中的指导。除非以下情形。

1. 如果收到一份书面的证词请求（无论是以信函形式还是传票的形式），这份请求是由下面的人或机构或者代表下面的人或机构提交的。

（1）个人而不是州政府机构，请联系 DCP 并且把请求提交给该办公室。

U.S. Food and Drug Administration

Office of Enforcement

Division of Compliance Policy

12420 Parklawn Drive

Rockville，MD 20857

Phone:（301）796-5280

Facsimile:（301）827-3670

为了加快处理，证词请求的扫描副本也应该发送到 Testimony-FDA-wide@fda.hhs.gov

（2）州政府机构，请联系 DFSR 并且将请求发给该办公室。

U.S. Food and Drug Administration

Office of Regional Operations

Division of Federal-State Relations

12420 Parklawn Drive，Rm. 3033

Rockville，MD 20857

Phone:（301）796-5390

Facsimile:（301）827-9221

2. 如果个人通过电话请求证词。

（1）要么将这个人上报给 DCP 主任或者酌情上报给 DFSR 主任；要么告诉他们 FDA 不处理口头证词请求，他们应该提交书面证词请求给 DCP 或者，如果合适的话，交给上面提到的 DFSR，最好在他们规定的时间前提交，以便给他们时间来评估和处理该请求；并且请求应该包含听审会主体的信息、时间、地点和诉讼的目的；要求 FDA 提供证词的性质和范围以及证词是用在哪里；被要求作证的 FDA 工作人员的姓名（如果知道的话）；请求者在该事件中的利益应该提出来；请求者认为证词符合公众利益、可以促进 FDA 的目标以及它实施的法律的理由；还有其他一些相关背景。这些内容请参考 21 CFR 20.1（c），关于怎样作出请求的 FDA 程序。

（2）在任何特定案件中不要承诺可获得证人来作证或证人自愿来作证。

（3）记录谈话内容，并通过上面的电话号码发邮件或者传真给 DCP（或者 DFSR）一份备忘录，并且联系该办公室来确认是否收到。

3. 如果已经被授权作证。

（1）在提交证词之前，如果可以的话，请联系指定的 OCC 律师以获得法律建议。并且还要联系相应的 FDA 部门以获得技术建议，如果需要的话，获得一些关于出行经费的信息。

（2）在提交证词以后，提交一份总结或者证词的副本或证词记录给 DCP、OCC，如果涉及到的话，还有 DFSR。如果 DCP 主任同意证词可用于州法庭的听证会，那么那份总结备忘录不应该只记录个人的证词，还要记录个人参加的听证会的其他部分。

二、请求生产记录

DCP 主任是答复生产记录传票的机构领导。

FDA 依据 21 CFR 20.2 处理记录请求。该条例规定，任何对于 FDA 记录的请求，无论是通过信函还是携带证件出庭的传票或者其他的书面形式，都将按照 21 CFR 20 部分 FOIA 的规定进行处理。如果请求涉及到国会、工作人员人事档案、平等就业机会 DHHS 办公室、DHHS 检察长对 FDA 工作人员的调查、FDA 工作人员作为普通公民的证词或者前雇员关于 FDA 相关事件的证词，那么请参见下还在"五、特殊情况下的请求"中的指导。除非以下情形。

1. 如果你收到一份关于生产记录或记录认证的书面请求或者传票，包括携带证件出庭的传票：

请将请求发给 DCP，适当的时候，发给上述"一、1. 如果收到一份书面证词请求"部分提到的 DFSR。

2. 如果一个请求生产记录或者记录认证的人联系你，

（1）要么将这个人上报给 DCP 主任或者酌情上报给 DFSR 主任；要么告诉他们 FDA 不处理口头的记录请求，他们应该提交一份书面请求给 DCP 或者，如果可能的话提交给 DFSR（上述"一、1. 如果收到一份书面证词请求"中提到的），最好在他们规定的时间前提交，以便给他们时间来评估和处理该请求；并且，请求应该包含关于请求的记录的特定信息、请求截止时间以及其他相关背景。这些内容请参考 21CFR20.2 的 FDA 处理流程来处理这些请求。

（2）不要对可获得记录作出任何承诺。

（3）记录谈话内容，并通过邮件或者传真发送给 DCP（或者 DFSR）一份备忘录（按照上述"一、1. 如果收到一份书面证词请求"中的号码），并且联系该办公室来确认是否收到。

三、多议题传票——请求样品

如果你收到了寻求 FDA 记录、证词和实际样品的传票或者请求，你应该：①将发送请求或者传票以求样品的人上报给 DCP 主任，如果需要的话，DCP 主任将根据 21CFR2.10 与 OCC 和 OCI（如果涉及到的话）协商作出答复；②处理那些请求证词或者记录的书面请求或者传票的剩余部分。

FDA 将那些要求分析结果的请求或者传票看作为记录请求。

四、请求记录认证

FDA 依据 21 CFR 20.3 处理记录认证请求。DCP 将这些记录认证请求提交给相应的部门获取直接的答复。

五、特殊情况下的请求

如果收到涉及以下内容的请求，处理指导如下。

1. 一份涉及 FDA 的 FDA 诉讼或者 DHHS 诉讼：请联系 OCC，如果该办公室还没有参与进来或者还不了解该请求。

2. 国会：请联系 FDA 立法办公室，除非是在下述"六、国会要求——ORA 工作人员指南"中指出的。

3. 与诉讼有关的工作人员人事档案：请联系 DHHS 罗克韦尔人力资源中心的工作人员和劳动关系部门。

4. 由 DHHS 检察长对 FDA 工作人员的调查：请联系 FDA 刑事调查办公室的内部事务办公室（HFH–560）。

5.DHHS 平等就业机会办公室：请联系 FDA 的 EEO 和共享服务办公室的多样性管理办公室（HF–15）。

6. 私人的证词：一些作为"私人"（即不属于个人 FDA 公务范围的）的证词可能会引起特别关注，例如：可能引起利益冲突，也可能作为外部活动需要批准。注：如果个人计划好的证词是基于在 FDA 工作期间获得的信息，那么依据 21CFR20.1 工作人员必须要联系 ORA、OE、DCP 来去除该证词。对于"私人"证词，工作人员还应该参考道德行为准则中的行政部门工作人员部分 5 CFR 2635.805，还有 HHS 补充道德行为标准 5 CFR 5501.106。联系 FDA 的道德与诚信工作人员了解更多的有关批准外部活动证词的信息。

7.FDA 离职人员的证词：请求 FDA 离职人员的证词没有明确包含在 21CFR20.1 中。如果 FDA 离职人员收到了请求提供与 FDA 相关事件的证词或者传票，应鼓励他们联系 ORA、OE、DCP，因为

FDA 可以协助他们。告诉离职人员，对于他们提供被请求的证词有其他限制，包括可能的利益冲突、泄露商业机密和其他类型的机密信息的法律法规限制。

六、国会要求—— ORA 工作人员指南

无论辖区办公室是可以直接回应国会质询，还是必须将质询上报给 ORA 的执行操作人员（EOS），取决于质询的来源和主题。详情如下，

1. 以下类型的国会质询可以直接由辖区办公室回答。

（1）来自位于辖区办公室旅游区域的国会办公室员工的质询，主要关注普遍关心的问题。

各地应该应用可得到的已获批准的信息直接回应公众（例如公文的副本、FDA 出版物、讨论论文、新闻稿、联邦公报通知或者其他出版物的副本）。在适用的情况下，辖区可让国会工作人员去查询 FDA 网站，在这个网站上许多材料都可以在线获得。

（2）关于请求有关地方扣留入关文件或者内部检查信息的质询。

（3）涉及州或者地方法律问题的质询：

①如果需要协助的话，将质询提交给 EOS。

②在所有情况下，都要将质询的结果告知 EOS。

2. 下面类型的国会质询必须提交给 EOS。

（1）来自位于华盛顿的国会办公室员工的质询。

（2）涉及到立法、政策或者预算问题的质询都是全国范围的（例如正在接受重大新闻报道的问题是关于 FDA 支出等待定的联邦立法的主题），无论这些质询源自哪里。

（3）关于诉讼案件或者待批准产品的质询：

①必要时，EOS 将答复并且 / 或者将这些质询提交给立法办公室（OL）。

如果有任何问题，请联系 EOS 或者 OL：

ORA Executive Operations（Outlook address "ORA Executive Operations"）
（301）796–5231（phone）
（301）827–0963（fax）
Office of Legislation（Outlook address "OC OL STAFF"）
（301）796–8900（phone）
（301）827–8602/847–8603（fax）

七、非公开信息的披露

FDA 通常会依照请求或者传票披露信息，如果这些信息既不是获 FOIA 豁免披露权的，也不是其他法律禁止披露的信息的话。然而，在某些情况下，法律允许 FDA 与公众分享某些非公开的信息，否则的话这些信息会免于或者禁止披露，例如 21 CFR 20.85（向其他联邦机构披露）、21 CFR 20.88（向州和地方机构披露）或者 21 CFR 20.89（向国外机构披露）。其他的 FDA 可以分享非公开信息的情况阐述如下。

1.FDA 可能会依法与受 FDA 委托的联邦或者州政府官员分享一些非公开信息。

2.FDA 可能会根据协议或者合同（包含某些适当的保密规定）与其他政府官员分享一些非公开信息。

3.FDA 可能会分享州或者联邦检察官请求的未修改的个人隐私信息，用作庭审证据，如果这次公开是隐私法（5 U.S.C. 552a）允许的话。在分享这些非公开信息之前，请联系 OCC 和 DFOI 的 FDA 隐私法官员。

4. 如果 OCI 与其他执法机构一起参与了违反 FD&C 法案的联合调查，请在公开有关调查的非公开信息之前联系 OCI。在开放式多机构调查过程中 21 CFR 20 中的适用法规、《隐私法》中的执法豁免以及 21 U.S.C. 331（j）等决定某些非公开信息的披露。在所有的多机构调查中，OCI 已经获得或者在分享之前将会获得保密性保证，保证这些 FDA 披露的非公开信息将仅被用于执法目的，并且会遵守适用的法规的规定。

八、有关信息的其他要求——非正式会议

个体（个人、公司、企业等）可能会要求召开一次有 FDA 工作人员参与的非正式会议，讨论工作人员在他的工作过程中获取

的信息。

1. 如果请求者不是来自其他政府机构的官员，并且涉及到私人民事诉讼，则拒绝该请求并且建议请求者依据 21 CFR 20.1 提交一份证词请求。此外，告诉请求者，FDA 有一条长期存在的政策，反对给予片面的采访或者非正式的证词以避免给公众造成一种 FDA 偏向某一方的印象。

2. 如果请求者不是来自其他政府机构的官员，如果请求与私人民事诉讼无关（例如请求者寻求有关 FDA 活动的基本信息），那么告诉请求者提交一份书面请求给 FDA，这份书面请求将按照日常办公流程处理。

3. 如果请求者来自其他政府机构的官员，那么告诉请求者提交一份书面请求给 FDA，这份书面请求将根据相应的针对分享那些可公开或非公开的信息的机构程序处理。如果请求来自执法机构，并且是请求非公开信息的，请联系 OCI 的信息披露高级研究员。

4. 如果需要的话，可以与 DCP 协商。

九、定义

下列包含了在证词、传票或者生产记录中的常用术语的定义。

宣誓书：是在公证人面前签署的书面文件，并发誓该声明是真实的。FDA 将宣誓书视为 21CFR20.1 中所谓的证词。

认证（也称为"证书"）：一种书面保证，或者官方陈述。陈述了某些已完成或者尚未完成的行为，或者发生的一些事件，或者某些遵守的法律手续。通常情况下，请求者会请求 FDA 证明 FDA 记录的真实性。FDA 依据 21CFR20.3 处理认证的请求或者传票。

声明：依据伪证处罚签署的书面声明。在联邦法院诉讼程序过程中一份声明可以代替宣誓书。FDA 将声明视为 21CFR20.1 中所谓的证词。

口供：采集和记录证人在审讯之前，远离审判室，在法庭笔录员面前宣誓后作出的证词。FDA 将工作人员的口供视为 21CFR20.1 中所谓的证词。

质询：在审判前的寻找证据期间，由诉讼中的一方发送给另一方的书面问题。必须宣誓或者依据伪证处罚以书面的形式答复质询。FDA 将工作人员对质询的答复视为 21CFR20.1 中所谓的证词。

公证员：被所在地政府授权为宣誓人执行誓言的人，并且通过签名和盖章证明誓言的真实性。

调查委托书：一封由一个州的审判员向另一个州的审判员发出的书面请求，请求后者接受证人的证词。FDA 将调查委托书中的证词视为 21CFR20.1 中所谓的证词。

传票：一种法院命令，要求证人在某个时间某个地点出现来为某个案件作证。就本节来说，"传票"是指要求口头或者书面证词（如宣誓书）的传票。一份证词传票还可能包括一份记录请求。在这种情况下，FDA 将按照 21 CFR 20.1 和 20.2 处理传票。

携带证件出庭的传票：一种法院命令，要求证人在某个时间某个地点提供文件。FDA 按照 21CFR20.2 处理这些要求生产记录的传票。

证词：就本节而言，证词是以书面形式（如宣誓书或者声明），或者在诉讼中宣誓下提供的个人声明。声明可能是对口供或者质询的答复。证词包含在 21 CFR 20.1 中。

十、参考资料

1. "执行说明"，证词，2002.9.18，第 85 号，可在 ORA 网站获得。

2. 工作人员手册指南 1410.21（食品药品管理局从局长到其他官员的再授权）

3. 工作人员手册指南 1410.23（副本的确认和部门印章的使用）

4. 工作人员手册指南 1410.24（披露官方记录和授权的证词）

5. 工作人员手册指南 2127.1（FDA 雇员出席国会听证会）

6. 工作人员手册指南 2127.2（FDA 工作人员在非 FDA 程序中的证词请求）

7. 工作人员手册指南 2460.7（执行信息自由法的程序）（不在互联网上）

8.5.U.S.C.552a（隐私法）；21CFR 第 21 部分（隐私法规定）

9.5U.S.C.552（b）(信息自由法（FOIA）);21CFR 第 20 部分（FOIA 规章）

10.5CFR2635.805（行政部门雇员作为专家证人的道德行为准则）

11.5CFR5501.106（HHS 补充道德行为准则；外来就业和其他户外活动）

12. 在 ORA 网站的信息披露首页上的信息披露手册

13.FDA 网站上的 FOIA 网页

第十二节 | **申请规范政策**

申请规范政策（AIP）介绍了机构关于审批申请的方法，这些申请可能会被不法行为影响，这些不法行为可能会引发关于数据可靠性的重大问题。FDA 出台了这项政策，在 1991 年 9 月 10 日的联邦纪事（56 FR 46191）和合规性政策指南（CPG）7150.09 中，正式题为："欺诈、重大事实的不实言论、贿赂、非法酬金、最终政策"。这些实施 AIP 的文件、程序以及 AIP 信息都可在网上查到，网址：

http://www.fda.gov/ICECI/EnforcementActions/
ApplicationIntegrityPolicy/default.htm。

本书缩略语表

A

AAFCO（Association of American Feed Control Officials）：
美国饲料管理官员协会

ABI（Automatic Broker Interface）：自动代理交接界面

ACRA（Assistant Commissioner for Regulatory Affairs）：
监管事务助理专员

ACS（Automated Commercial System）：自动化商务系统

ADUFA（AnimalDrugUserFeeAct）：动物药品使用者费用法案

B

BTCB（Blood and Tissue Compliance Branch）：血液和组织合规处

C

CAP（Corrective Action Plan）：矫正行动计划

CBER（Center for Biologics Evaluation and Research）：
生物制品评价与研究中心

CBP（Customs and Border Protection）：美国海关与边境保卫局

CDC（Centers for Disease Control and Prevention）：疾病控制和预防中心

CDER（Center for Drug Evaluation and Research）：药物评价与研究中心

CDRH（Center for Devices and Radiological Health）：
医疗器械与放射健康中心

CFR（Code of Federal Regulations）：美国联邦法规，联邦规章典集

CFSAN（Center for Food Safety and Applied Nutrition）：
食品安全与营养中心

cGMP（Current Good Manufacturing Practice）：现行良好生产规范

cGTP（Current Good Tissue Practice）：现行良好组织管理规范

CMS（Compliance Management System）：合规管理系统

CPSC（Consumer Product Safety Committee）：消费品安全委员会

CRU（Center Recall Unit）：中心召回部门

CSO（Consumer Safety Officer）：消费者安全官员

CTP（Center for Tobacco Product）：烟草制品中心

CVM（Center for Veterinary Medicine）：兽药中心

D

DACRA（Deputy Associate Commissioner for Regulatory Affairs）：
监管事务副助理专员

DCMO（Division of Compliance Management and Operations）：
合规管理和运营部

DE（Division of Enforcement）：执行部门

DEA（Drug Enforcement Administration）：美国毒品管制局

DFSR（Division of Federal-State Relations）：联邦 - 州关系部

DHS（Department of Homeland Security）：国土安全部

DIO（Division of Import Operations）：进口业务部

DOD（Department of Defense）：国防部

DOE（Department of Energy ）：能源部

DOJ（Department of Justice）：司法部

DOT（Department of Transportation）：交通运输部

DPCPTRA（Drug Price Competition and Patent Term Restoration Act）：
药品价格竞争及专利期限恢复法案

DQSA（Drug Quality and Safety Act）：药品质量和安全法案

DSCSA（Drug Supply Chain Safety Act）：药品供应链安全法案

DSHEA（Dietary Supplement Health and Education Act）：
膳食补充剂健康和教育法案

DVA（Department of Veterans Affairs）：退伍军人事务部

DWPE（DetentionWithout Physical Examination）：自动扣留

E

EIR（Establishment Inspection Report）：现场检查报告，企业检查报告

EOC（Emergency Operation Center）：应急处理中心

EPA（Environmental Protection Agency）：美国环境保护署

EPIA（Egg Products Inspection Act）：蛋类产品检验法案

F

FACTS（Field Accomplishment and Compliance Tracking System）：
现场履行和合规跟踪系统

FALCPA（Food Allergen Labeling and Consumer Protection Act）：
食品过敏原标签和消费者保护法案

FATA（Federal Anti-Tampering Act）：联邦反篡改法案

FBI（Federal Bureau of Investigation）：联邦调查局

FDA（Food and Drug Administration）：美国食品药品管理局

FDASIA（Food and Drug Administration Safety and Innovation Act）：
食品和药品管理局安全和创新法案

FD&C Act（Federal Food, Drug and Cosmetic Act）：

联邦食品药品及化妆品法

FEMA（Federal Emergency Management Agency）：联邦应急管理局

FIARS（FDA's Import Alert Retrieval System）：进口警告检索系统

FNS（Food and Nutrition Services）：食品营养服务部

FOIA（Freedom of Information Act）：信息自由法案

FPLA（Fair Packaging and Labeling Act）：合理包装和标签法案

FQPA（Food Quality Protection Act）：食品质量保护法案

FR（Federal Register）：联邦公报

FSIS（Food Safety and Inspection Service）：食品安全检查服务部

FSMA（Food Safety Modernization Act）：食品安全现代化法案

G

GDEA（Generic Drug Enforcement Act）：仿制药物实施法案

GMP（Good Manufacturing Practice）：良好生产规范

GSA（General Services Administration）：美国总务管理局

GWQAP（Quality Assurance Plan）：质量保证计划

H

HCT/Ps（Human Cells, Tissues, Cellular Tissue-Based Products）：

人体细胞、组织、基于细胞和组织的产品

HHE（Health Hazard Evaluation）：健康危害评估

HHS（Department of Health and Human Services）：

卫生和人类服务部，卫生和公众服务部

HTS（Harmonized Tariff Schedule）：美国关税表

I

IB（Import Bulletin）：进口公告

ICS（Incident Command System）：事故应急指挥系统

IFA（Infant Formula Act）：婴儿配方食品法案

IMS（Interstate Milk Shipments）：州际牛奶运输

IOM（Investigations Operations Manual）：调查操作指南

M

MaPPs（Manual of Policies and Procedures）：政策和程序手册

MDUFMA（Medical Device User Fee and Mordernization Act）：

医疗器械使用者费用和现代化法案

MOU（Memorandum of Understanding）：谅解备忘录

N

NEPA（National Environmental Policy Act）：国家环境政策法案

NIAID（National Institute of Allergy and Infectious Diseases）：

国家过敏和传染病研究所

NIDPOE（Noticeof Initiationof Disqua lification Proceedingsand

Opportunityto Explain）：启动剥夺资格程序和解释的机会的通知

NIH（National Institutes of Health）：美国卫生研究所

NLEA（Nutrition Labeling and Education Act）：营养标签和教育法案

NOAA（National Oceanic and Atmospheric Administration）：

国家海洋和大气管理局

NRC（Nuclear Regulatory Commission）：核监管委员会

O

OASIS（Operational and Administrative System for Import Support）：

进口支持操作与管理系统

OC（Office of Compliance）：合规办公室

OCAC（Office of Cosmetics and Colors）：化妆品和颜料办公室

OCBQ（Office of Compliance and Biologics Quality）：

合规和生物制品质量办公室

OCC（Office of the Chief Counsel）：首席法律顾问办公室

OCI（OfficeofCriminalInvestigations）：刑事调查办公室

OCTGT（Office of Cellular, Tissue and Gene Therapies）：

细胞、组织和基因疗法办公室

OE（Office of Enforcement）：执行办公室

OEIO（Office of Enforcement and Import Operations）：

执法和进口运行办公室

OFFO（Office of Food and Feed Operations）：食品和饲料业务办公室

OIP（Office of International Programs）：国际项目办公室

OLA（Office of Legislative Affairs）：立法事务办公室

OMPTO（Office of Medical Products and Tobacco Operations）：

医疗产品和烟草经营办公室

ONADE（Office of New Animal Drug Evaluation）：新兽药评估办公室

OPA（Office of Public Affairs）：公众事务办公室

OPRM（office of policy and risk management）：政策和风险管理办公室

ORA（Office of Regulatory Affairs）：监管事务办公室

ORO（Office of Regional Operations）：地区运营办公室

OSHA（Occupational Safety and Health Administration）：
职业安全与卫生管理局

OTC（Over the Counter）：非处方药

P

PAHO（Pan American Health Organization）：泛美卫生组织

PAHPRA（Pandemic and All-Hazards Preparedness Reauthorization Act）：
流行病和危险预防法案

PDMA（Prescription Drug Marketing Act）：处方药营销法案

PHS Act（Public Health Service Act）：公共卫生服务法案

PMIA（Pesticide Monitoring Improvement Act）：农药监测改进法案

R

RES（Recall Enterprise System）：召回企业系统

RFDDs（Regional Food and Drug Directors）：地方食品药品主管

RPM（Regulatory Procedures Manual）：监管程序手册

Rx（Recipe）：处方药

S

SBREFA（Small Business Regulatory Enforcement Fairness Act）：
小企业监管执法公平法案

SFTA（Sanitary Food Transportation Act）：卫生食品运输法案

SMDA（Safe Medical Devices Act）：医疗器械安全法案

SMG（Staff Manual Guide）：工作人员手册指南

T

TRO（Temporary Restraining Order）：临时禁令

U

U.S.C（U.S Code）：美国法典

USCG（United States Coast Guard）：美国海岸警卫队

USDA（United States Department of Agriculture）：美国农业部

USDC（United States Department of Commerce）：美国商务部

USDI（United States Fish and Wildlife Service）：
美国鱼类和野生动物管理局

USP（United States Pharmacopoeia）：美国药典

V

VA（Veterans Administration）：退伍军人管理局

W

WHO（World Health Organization）：世界卫生组织

名词术语总表

A

ADUFA：Animal Drug User Fee Act,《兽药使用者付费法案》

AGDUFA：Animal Generic Drug User Fee Act,《动物仿制药使用者付费法案》

AMQP：Animal Model Qualification Program，动物模型认证项目

ANDA：Abbreviated New Drug Application，仿制药申请

APEC：Asia-Pacific Economic Cooperation，亚太经合组织

API：Active Pharmaceutical Ingredient，药用活性成分，原料药

B

BARDA：the Biomedical Advanced Research and Development Authority，
生物医学高级研究和发展管理局

BE Test：Biological Equivalence Test，生物等效性试验

BIMO：Bioresearch Monitoring，生物研究监测

BLA：Biologics License Applications，生物制品上市许可申请

BPCA：Best Pharmaceuticals for Children Act,《最佳儿童药品法案》

BPD：Biosimilar Biological Product Development，生物类似物产品开发

BsUFA：Biosimilar User Fee Act,《生物类似物使用者付费法案》

C

CBER：Center for Biologics Evaluation and Research，
生物制品审评与研究中心

CDC：Centers for Disease Control and Prevention，疾病控制与预防中心

CDER：Center for Drug Evaluation and Research，药品审评与研究中心

CDRH: Center for Devices and Radiological Health，器械与放射卫生中心

CDTL: Cross Discipline Team Leader，跨学科审查组长

CEO：Chief Executive Officer，首席执行官

CFDA: China Food and Drug Administration，国家食品药品监督管理总局

CFR: Code of Federal Regulation，《美国联邦法规汇编》

CFSAN: Center for Food Safety and Applied Nutrition，
食品安全和应用营养中心

COTR: Contracting Officer's Technical Representative，
合同缔约人员技术代表

CPI: Consumer Price Index，消费价格指数

CPMS：Chief Project Management Staff，首席项目管理人员

CR: Complete Response Letter，完整回复函

CTECS：Counter-Terrorism and Emergency Coordination Staff，
反恐和紧急协调人员

CVM: Center for Veterinary Medicine，兽药中心

D

DACCM: Division of Advisory Committee and Consultant Management，
咨询委员会和顾问管理部门

DARRTS: Document Archiving, Reporting and Regulatory Tracking System，
文件归档、报告和管理跟踪系统

DCCE: Division of Clinical Compliance Evaluation，临床依从性评价部

DD: Division Director，部门主任

DDI: Division of Drug Information，药品信息部门

DECRS: the Drug Establishment Current Registration Site，
当前药品登记地点

DEPS: Division of Enforcement and Post-marketing Safety,
药品上市后安全与执行部门

DHC: Division of Health Communications, 卫生通讯部门

DMF : Drug Master File, 药品主文件

DMPQ: Division of Manufacturing and Product Quality, 生产及产品质量部

DNP: Division of Neurological Products, 神经类产品部门

DNPDHF: Division of Non-Prescription Drugs and Health Fraud,
非处方药及反卫生欺诈部门

DOC: Division of Online Communications, 在线通讯事业部

DoD: the Department of Defense, 美国国防部

DPD: Division of Prescription Drugs, 处方药部门

DRISK: Division of Risk Management, 风险管理部门

DSB: Drug Safety Oversight Board, 药品安全监督委员会

DSS: Drug Shortage Staff, 药品短缺工作人员

DTL: Discipline Team Leader, 专业组组长

DVA: Department of Veterans Affairs, 退伍军人事务部

E

eCTD: Electronic Common Technical Document, 电子通用技术文件

EDR: Electronic Document Room, 电子文档室

eDRLS: electronic Drug Registration and Listing,
药品电子注册和上市系统

EMA: European Medicines Agency , 欧洲药品管理局

EON IMS: Emergency Operations Network Incident Management System,
紧急行动网络事件管理系统

EOP I Meeting: End-of-Phase I Meeting, I 期临床试验结束后会议

EOP II Meeting: End-of-Phase II Meeting, II 期临床试验结束后会议

EUA: Emergency Use Authorization, 紧急使用授权

F

FDA: Food and Drug Administration, 美国食品药品监督管理局

FDAA: Food and Drug Administration Act,《食品药品管理法案》

FDAAA: Food and Drug Administration Amendments,
《食品药品管理法修正案》

FDAMA : Food and Drug Administration Modernization Act,
《食品药品管理现代化法案》

FDASIA: Food and Drug Administration Safety and Innovation Act,
《FDA 安全及创新法案》

FD&C Act: Federal Food, Drug and Cosmetic Act,
《联邦食品药品和化妆品法案》

FDF: Finished Dosage Form, 最终剂型

FSA : Federal Security Agency, 美国联邦安全署

FSMA: Food Safety Modernization Act,《食品安全现代化法案》

FTE: Full-Time Employee/Full-Time Equivalence, 全职雇员

FY: Fiscal Year, 财政年度, 会计年度

G

GCP: Good Clinical Practice, 药物临床试验质量管理规范

GDUFA: Generic Drug User Fee Act,《仿制药使用者付费法案》

GLP: Good Laboratory Practice, 药物非临床研究质量管理规范

GMP: Good Manufacturing Practice, 药品生产质量管理规范

GO：Office of Global Regulatory Operations and Policy,
全球监管运营及政策司

GRP：Good Review Practice，药品审评质量管理规范

GSP：Good Supply Practice，药品经营质量管理规范

H

HEW：Department of Health, Education, and Welfare,
美国卫生、教育和福利部，HHS 前身

HHS：Department of Health & Human Services，美国卫生及公共服务部

HPUS：Homoeopathic Pharmacopoeia of the United States,
美国顺势疗法药典

HSP：Human Subject Protection，人体受试者保护

HUDP：the Humanitarian Use Device Program，人道主义器械使用计划

I

IHGT：Institute of Human Gene Therapy，人类基因治疗研究所

IND：Investigational New Drug，新药临床研究，试验性新药

IRB：Institutional Review Boards，伦理审查委员会

IRs：Information Requests，信息请求

M

MAPPs：Manual of Policies and Procedures, 政策及程序指南

MCM：Medical countermeasures，医疗措施

MDUFMA：Medical Device User Fee and Modernization Act,
《医疗器械使用者付费和现代化法案》

N

NCE：New Chemical Entity，新化学实体

NCTR：National Center for Toxicological Research，国家毒理研究中心

NDA：New Drug Application，新药上市申请

NDC：the National Drug Code，美国国家药品代码

NF：National Formulary，美国国家处方集

NIH：National Institutes of Health，美国国立卫生研究院

NIMS：the National Incident Management System，
美国国家突发事件管理系统

NME：New Molecular Entity，新分子实体

NLEA：Nutrition Labeling And Education Act,《营养标识和教育法案》

O

OC：Office of Compliance，合规办公室

OCC：Office of the Chief Counsel，首席顾问办公室

OCC：Office of Counselor to the Commissioner，局长顾问办公室

OCET：Office of Counterterrorism and Emerging Threats，
反恐怖和新威胁办公室

OCM：Office of Crisis Management，危机管理办公室

OCOMM：Office of Communication，通讯办公室

OCP：Office of Combination Products，组合产品办公室

OCS：Office of the Chief Scientist，首席科学家办公室

OD：Office Director，办公室主任

ODSIR：Office of Drug Security, Integrity, and Response，
药品安全、完整和响应办公室

OEA: Office of External Affairs，对外事务办公室

OES: Office of Executive Secretariat，行政秘书处办公室

OFBA: Office of Finance, Budget and Acquisitions，

财政、预算和采购办公室

OFEMSS: Office of Facilities, Engineering and Mission Support Services，

设备、工程和任务支持服务办公室

OFVM: Office of Food and Veterinary Medicine，食品及兽药监管司

OGCP: Office of Good Clinical Practice，GCP 办公室

OGD: Office of Generic Drug，仿制药办公室

OHR: Office of Human Resources，人力资源办公室

OIP: Office of International Programs，国际项目办公室

OMB: Office of Management and Budget，美国行政管理与预算局

OMH: Office of Minority Health，少数族裔卫生办公室

OMPQ: Office of Manufacturing and Product Quality，

生产及产品质量办公室

OMPT: Office of Medical Products and Tobacco，医疗产品及烟草监管司

OMQ: Office of Manufacturing Quality，生产质量办公室

OO: Office of Operation，运营司

OOPD: Office of Orphan Products Development，孤儿药开发办公室

OPDP: Office of Prescription Drug Promotion，处方药推广办公室

OPPLA: Office of Policy, Planning, Legislation and Analysis，

政策、规划、立法及分析司

OPRO: Office of Program and Regulatory Operations，

计划和监管运营办公室

OPT: Office of Pediatric Therapeutics，儿科治疗学办公室

ORA：Office of Regulatory Affair，监管事务办公室

ORSI：Office of Regulatory Science and Innovation，
监管科学和创新办公室

OSE：Office of Surveillance and Epidemiology，
药品监测及流行病学办公室

OSI：Office of Scientific Investigations，科学调查办公室

OSPD：Office of Scientific Professional Development，
科学专业发展办公室

OSSI：Office of Security and Strategic Information，
安全和战略情报办公室

OUDLC：Office of Unapproved Drugs and Labeling Compliance，
未批准药品和标签合规办公室

OWH：Office of Women's Health，妇女健康办公室

P

PASE：Professional Affairs and Stakeholder Engagement，
专业事务和利益相关者参与

PASs：Prior Approval Supplements，事先批准补充申请

PC&B：Personal Compensation and Benefits，个人薪酬及福利

PDP：Product Development Protocol，产品开发方案

PDUFA：Prescription Drug User Fee Act，《处方药使用者付费法案》

PMA：Premarket Approval Application，上市前批准申请

PMDA：Pharmaceuticals and Medical Devices Agency，
日本药品及医疗器械综合机构

PMR：Premarket Report，上市前报告

PR: Priority Review, 优先审评

PR: Primary Reviewer, 主审评员

PRA: the Paperwork Reduction Act, 文书削减法案

PREA: Pediatric Research Equity Act,《儿科研究公平法案》

R

REMS: Risk Evaluation and Mitigation Strategies, 风险评估及缓解策略

RLD: Reference Listed Drug, 参比制剂

RPM: Regulatory Project Manager, 法规项目经理

S

SEC: The Securities and Exchange Commission, 美国证券交易委员会

SPA: Special Protocol Assessments, 特殊方案评估

SR: Standard Review, 标准审评

T

TL: Team Leader, 审评组长

U

USP: U.S. Pharmacopeia,《美国药典》

V

VP: Vice President, 副总裁

W

WTO: World Trade Organization, 世界贸易组织